Hefte zur Unfallheilkunde
Beihefte zur Zeitschrift „Der Unfallchirurg"

Herausgegeben von:
J. Rehn, L. Schweiberer und H. Tscherne

169

V. Echtermeyer

Das Kompartment-Syndrom

Diagnostik und Therapie
Eine klinische und tierexperimentelle Studie

Geleitwort von H. Tscherne

Mit 71 Abbildungen

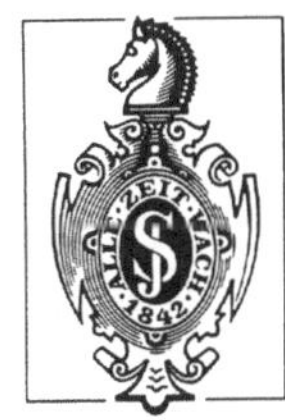

Springer-Verlag
Berlin Heidelberg New York Tokyo

Reihenherausgeber

Prof. Dr. Jörg Rehn
Mauracher Straße 15, D-7809 Denzlingen

Prof. Dr. Leonhard Schweiberer
Direktor der Chirurgischen Universitätsklinik München-Innenstadt
Nußbaumstraße 20, D-8000 München 2

Prof. Dr. Harald Tscherne
Medizinische Hochschule, Unfallchirurgische Klinik
Konstanty-Gutschow-Straße 8
D-3000 Hannover 61

Autor

Priv.-Doz. Dr. Volker Echtermeyer
Medizinische Hochschule, Unfallchirurgische Klinik
Konstanty-Gutschow-Straße 8
D-3000 Hannover 61

ISBN-13:978-3-540-15023-7   e-ISBN-13:978-3-642-82404-3
DOI: 10.1007/978-3-642-82404-3

CIP-Kurztitelaufnahme der Deutschen Bibliothek. Echtermeyer, Volker: Das Kompartment-Syndrom :
Diagnostik u. Therapie; e. klin. u. tierexperimentelle Studie / V. Echtermeyer. Geleitw. von H. Tscherne. –
Berlin; Heidelberg: New York; Tokyo: Springer, 1985.
(Hefte zur Unfallheilkunde; 169)
ISBN-13:978-3-540-15023-7

NE: GT

Brigitte, Christoph und Maike gewidmet

Geleitwort

Das Kompartment-Syndrom ist ein wichtiges und häufiges Krankheitsbild, das erstaunlich vielen Ärzten unbekannt ist. Gerade bei den „High risk" Patienten — Gefäßverletzungen, direkte geschlossene Unterschenkelbrüche mit Weichteilschaden, „Pilon-Frakturen", allgemeine Hypoxie beim Schwerverletzten — werden die ersten Symptome nicht beachtet oder fehlgedeutet. Einschlägige eigene Erfahrungen, nicht zuletzt als Gutachter, berechtigen zu dieser Aussage. Dabei spielt der Zeitfaktor für die Prognose eine entscheidende Rolle. Beim manifesten Kompartment-Syndrom kann es schon nach 3–4 Stunden zu irreversiblen neuromuskulären Schäden kommen. Bei Unterschenkelbrüchen die rund 40% aller Schaftbrüche langer Röhrenknochen ausmachen, ist das Kompartment-Syndrom nach der Thrombose die häufigste Komplikation. Funktionelle Defizite im Rahmen der Frakturbehandlung vor allem nach Unterschenkelbrüchen sind zum erheblichen Teil durch übersehene Kompartment-Syndrome bedingt.

Für dieses Krankheitsbild waren im deutschen Sprachraum bis vor kurzem eine Vielfalt von Synonymen in Verwendung. Am häufigsten wurde von einer Volkmannschen ischämischen Kontraktur gesprochen, die allerdings nur den Endzustand dieses Krankheitsbildes beschreibt. Wir haben uns für den Terminus Kompartment-Syndrom — entsprechend dem englischen Ausdruck „Compartment-syndrome" — entschieden, er hat sich inzwischen allgemein durchgesetzt.

Eine Klinik, die eine große Zahl Schwer- und Mehrfachverletzter zu behandeln hat, wird naturgemäß häufiger mit diesem Krankheitsbild konfrontiert. An unserer Klinik hat sich besonders Herr Echtermeyer mit den Problemen des Kompartment-Syndroms klinisch, experimentell und wissenschaftlich befaßt. Die Ergebnisse seiner Untersuchungen hat er in seiner Habilitationsschrift zusammengefaßt. Sie enthält die größte bisher publizierte Kasuistik der Weltliteratur. Die vorgelegten klinischen Ergebnisse zeigen nicht nur unsere Erfolge, sondern auch die Fehlschläge unserer Behandlung auf. Auf der Basis sorgfältiger klinischer Verlaufsbeobachtungen und der dabei gemachten Erfahrungen konnte das Behandlungskonzept fortlaufend ausgebaut werden. Entscheidend war dabei auch die Verbesserung der diagnostischen Verfahren.

Hier hat Herr Echtermeyer mit seinen experimentellen Untersuchungen zur Gewebsdruckmessung einen wertvollen Beitrag geliefert. Seine Methode der Gewebsdruckmessung ist inzwischen, vor allem beim bewußtlosen Patienten, ein diagnostisches Standardverfahren an unserer Klinik.

Diese Publikation vermittelt jedem mit Verletzungen oder Erkrankungen des Bewegungsapparates Konfrontierten den aktuellen Stand der medizinischen Erkenntnisse hinsichtlich Pathophysiologie, wegweisender Diagnostik und dringlicher chrirurgischer Therapie. Möge sie dazu beitragen, künftig die so enorm hohe Rate von Spätfolgen zu vermindern.

Hannover, Dezember 1984 H. Tscherne

Inhaltsverzeichnis

1 Thematik

Das Kompartmentsyndrom (KS) gehört zu den am häufigsten verkannten Krankheitsbildern in der Traumatologie und Chirurgie des Bewegungsapparats. „Es ist nach der Thrombose die häufigste Komplikation bei Knochenbrüchen, jedenfalls am Unterschenkel. Funktionelle Defizite im Rahmen der Frakturbehandlung, vor allem nach Unterschenkelbrüchen, sind zum erheblichen Teil durch übersehene KS bedingt" [220].

Unter dem KS versteht man den Zustand, in welchem ein erhöhter Gewebsdruck innerhalb eines geschlossenen Raums Blutumlauf und Funktion innerhalb dieses Raums, des Kompartments, beeinträchtigt. Es entwickelt sich, wenn in einer geschlossenen Muskelloge der Gewebsdruck ansteigt, der zu einer Verminderung der Gewebsdurchblutung führt und Störungen der neuromuskulären Funktion nach sich zieht [125].

Die häufige Verkennung des KS als eigenständiges Krankheitsbild oder Komplikation nach Frakturen, Umstellungsosteotomien oder zirkulären Verbrennungen wird durch folgende Faktoren begünstigt:

1. Obwohl vor mehr als 100 Jahren erstmals von Volkmann [227] beschrieben, ist das KS wenig bekannt.
2. Die Inzidenz des Krankheitsbilds ist relativ gering.
3. Ätiologisch kommen zahlreiche Ursachen für die Entwicklung eines KS in Frage.
4. Differentialdiagnostisch überschneidet sich die Symptomatik des KS mit Symptomen anderer Krankheitsbilder.

Die Folgen eines übersehenen oder zu spät diagnostizierten KS manifestieren sich in neuromuskulären Defektheilungen. Diese können je nach Schwere und Zeitdauer der KS-bedingten Mikrozirkulationsstörung von geringen Gefühlsstörungen über motorische Ausfälle bis zur völligen Gebrauchsunfähigkeit einer Extremität reichen. Die klassische Volkmann-Kontraktur nach kindlicher suprakondylärer Oberarmfraktur stellt den Endzustand eines nichterkannten und falsch behandelten KS dar (Abb. 1).

Bis 1910 stand im wesentlichen die Volkmann-Kontraktur im Mittelpunkt des Interesses, nicht die Frühdiagnose oder vorbeugenden Maßnahmen zur Verhütung ischämischer Muskelschäden. Mit dem zunehmenden Verständnis der Pathophysiologie des KS erfolgte eine Verfeinerung der klinischen Diagnostik des subfaszialen Gewebsdrucks.

Die vorliegende Arbeit befaßt sich im klinischen Teil mit den Ursachen, der Verteilung, Diagnostik, Therapie und den Spätfolgen von 183 KS an 177 Patienten, die von 1976—1983 in der Unfallchirurgischen Klinik der Medizinischen Hochschule Hannover (MHH) behandelt wurden. — Im experimentellen Teil werden Traumamodelle vorgestellt, die geeignet sind, ein KS zu erzeugen.

Ziel der experimentellen Arbeit war die Entwicklung einer geeigneten Meßtechnik und Überprüfung einer konservativen Behandlungsmöglichkeit für das drohende KS.

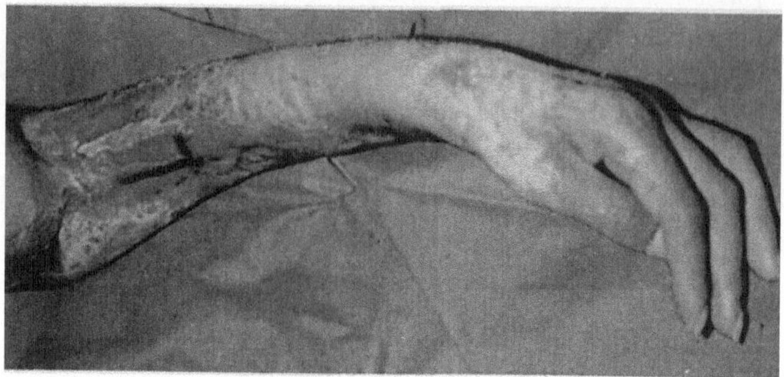

Abb. 1. Volkmann-Kontraktur nach kindlicher suprakondylärer Oberarmfraktur

Die Entwicklung eines unbehandelten KS wird anhand der Druckmessung, morphologischer Befunde, Untersuchungen über die Durchblutung und Ödemkinetik dargestellt und dem Verlauf bei behandelten Tieren gegenübergestellt.

Hippokrates (zit. nach Gurlt [76]) hat bereits in seiner Schrift „De fracturis" in der Abhandlung der Behandlungsmethoden offener Frakturen darauf hingewiesen, die Reposition nur am Unfalltag oder 7 Tage später zu versuchen. „Man muß den Hebel und die Extension am Tag des Unfalls oder dem folgenden anwenden, nicht aber am 3., am allerwenigsten aber am 4. und 5., denn jede Reizung an diesen Tagen bewirkt Entzündung, mögen die Bruchenden reponiert oder nicht reponiert werden, und Konvulsionen können eher auftreten, wenn die Reposition gelungen ist, als wenn sie nicht gelang. Man muß dies wissen; denn wenn Konvulsionen nach der Reposition eintreten, ist die Hoffnung, den Kranken zu retten, nicht groß; hier ist es nützlich, wenn es ohne große Schmerzen für den Kranken geschehen kann, die Dislokation wieder herzustellen . . . ."

Die Warnung vor einer Reposition im Stadium des Ödems, wo die Gefahr des „Spasmus und der Konvulsionen" besonders groß sind, weist bereits auf die Kenntnis der Zusammenhänge hin, daß die Muskulatur 3–5 Tage nach dem Trauma einer „Entzündung, Konvulsionen und dem Tetanus" gegenüber besonders anfällig ist. Die Forderung nach Redislokation bei starker Schmerzhaftigkeit nach erfolgter Reposition entspricht dem noch heute gültigen Konzept, eine Frakturschienung durch die Weichteile zugunsten einer Entlastung der Muskulatur aufzugeben [125].

Larrey [110] beschrieb ischämische Muskelnekrosen im Bereich des Gesäßes und über den Schulterblättern an Soldaten, die nach Kohlenmonoxidvergiftung während der Okkupation von Berlin 1806 verstarben.

Bouley [12] konnte motorische Paresen nach Durchblutungsstörungen der Extremitäten an Pferden nachweisen.

1869 und 1875 veröffentlichte Volkmann [227, 228] (Abb. 2) erste Fallberichte über ischämische Kontrakturen. 1881 erschien sein klassischer Artikel „Die ischämischen Muskellähmungen und -kontrakturen" [229]. In dieser Arbeit heißt es: „Bereits vor einer längeren Reihe von Jahren habe ich darauf aufmerksam gemacht, daß die nach zu fest angelegten Verbänden zuweilen entstehenden Lähmungen und Kontrakturen der Glieder nicht, wie man bis dahin angenommen, auf Lähmungen der Nerven durch den Druck beruhen, sondern durch einen raschen und massenhaften Zerfall der kontraktilen Substanz und die auf ihn folgenden reaktiven und regenerativen Vorgänge entstehen". Volkmann [229] hatte erkannt, daß nach Zerfall der kontraktilen Substanz durch regenerative Vernarbungen des infarzierten Muskelgewebes eine weitere Einschränkung der Mobilität und Zunahme der Kontraktur entstand.

Hildebrand [90], ein Schüler Volkmanns, war der erste, der in Ehrerbietung vor der Originalbeschreibung seines Mentors das Eponym „Volkmannsche ischämische Kontraktur" in die Literatur einführte. Hildebrand wies auf die gleichzeitig bestehende Nervenstörung hin und betrachtete den erhöhten Gewebedruck als einen ätiologisch wichtigen Faktor.

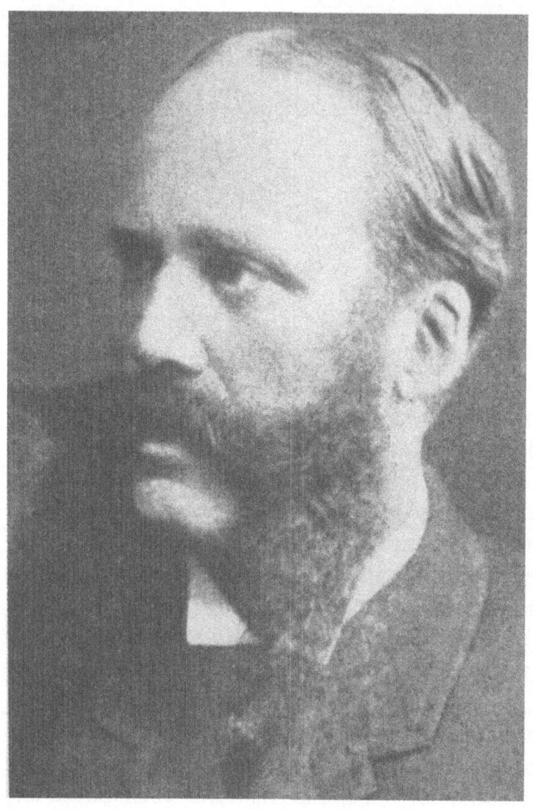

Abb. 2. Richard von Volkmann (1830—1889)

Leser [114], ein Zeitgenosse Volkmanns, beschrieb nicht nur klinische Verläufe ischämischer Muskellähmungen und Kontrakturen, sondern veröffentlichte auch Untersuchungen über den Effekt der Ischämie im Tierversuch. In seinen pathologisch-histologischen Beschreibungen der kontrakten Muskulatur beschrieb er erstmals die Zunahme des Bindegewebes und den Verlust an Zellkernen der Muskelfasern. So wie Richard von Volkmann das Verdienst gebührt, die klinische Bedeutung des KS erkannt zu haben, ist Leser die Entwicklung eines tierexperimentellen Modells zum Studium ischämischer Muskellähmungen zuzuschreiben.

Petersen [173] beschrieb einen Fall einer ischämischen Muskelkontraktur der oberen Extremität, wobei es nach Neurolyse zu einer gewissen Wiederkehr der Nervenfunktion gekommen war.

Bernays [8] befundete das histologische Bild ischämiegeschädigter Muskeln in Früh- und Spätstadien. Er dokumentierte den Verlust der Querstreifung, die vakuoläre Degeneration und den Verlust der Zellkerne. Im Endstadium fand er eine ausgeprägte Atrophie bis hin zum Verlust der Muskelfasern in seinem Biopsiematerial.

Edington [48] bestätigte die Beobachtungen von Bernays, fand jedoch bei mehreren Biopsien einer Muskelloge alle Nekrosestadien der Muskulatur.

1909 konnte Thomas [216] bereits 107 in der Literatur berichtete Fälle zusammentragen und nannte das Krankheitsbild „well recognized".

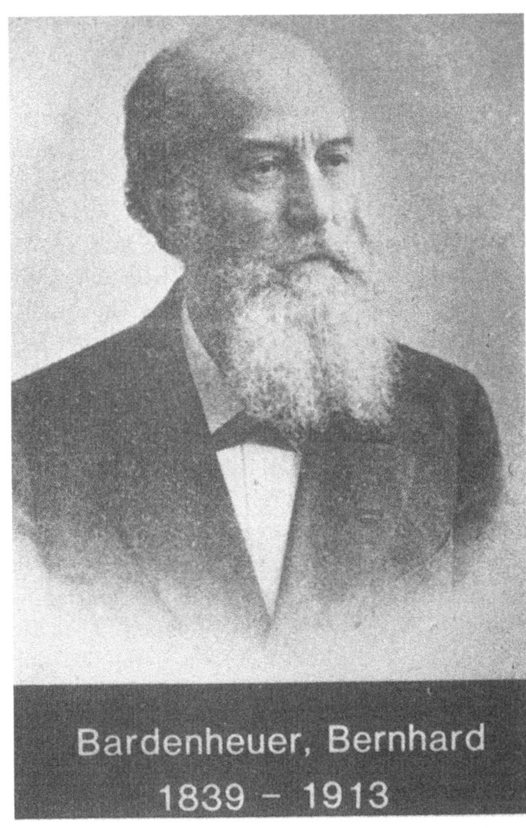

Abb. 3. Zeitgenössische Abbildung von
Bernhard Bardenheuer

1911 widmete Bardenheuer [5] (Abb. 3) der ischämischen Muskelkontraktur eine umfangreiche Arbeit, in der er die ätiologischen Faktoren und sein Therapiekonzept beschrieb. Bardenheuer schrieb die ischämischen Muskelschäden einer Läsion der arteriellen Strombahn, kombiniert mit einer venösen Stase und einem nachfolgenden Ödem zu. Er widersprach der Ansicht, daß die ischämische Kontraktur immer durch einen zu engen Verband erzeugt würde. Neben einer Intimaruptur rufe die Verletzung des Gefäßbettes an der Frakturstelle eine „intrakapsuläre Faszienspannung" hervor und verlege damit den Abfluß des venösen Bluts. Therapeutisch schlug Bardenheuer erstmalig die Faszienspaltung zur Entfernung des intramuskulären Exsudats vor. Des weiteren sei die Beseitigung der retrofaszialen Spannung an der zentralen Läsionsstelle sowie eine Neurolyse erforderlich. Sowohl bezüglich des Verständnisses der Pathogenese als auch der Therapie hat Bardenheuer mit seiner Arbeit das Fundament für die noch heute gültigen Ansichten gelegt.

Rowlands [195] wies erneut darauf hin, daß der Gewebsdruck mit konsekutiver Ischämie zu verringern sei, wenn stramm anliegende Verbände entfernt würden. Er nahm an, daß nach Entfernung zirkulärer, einengender Verbände die Perfusion zur Kongestion und zum Ödem in der Extremität führen würde. Die Entstehung des Ödems führte er auf eine Schädigung des Gefäßbettes zurück.

Wilson (1912) (zit. nach Freedman [58]), Sanitätsoffizier in Scotts Südpolexpedition, beschrieb vermutlich als erster das funktionelle Tibialis-anterior-Syndrom, unter dem er während des Rückmarsches litt. Erst 30 Jahre später erfolgte die Wiederentdeckung des funktionellen Tibialis-anterior-Syndroms als eigenständiges Krankheitsbild durch Vogt [226].

Murphy [157] war mit Rowlands [195] einer Meinung, daß die Gewebsspannung in der Muskulatur am Anfang der pathophysiologischen Betrachtung zu stehen habe. Er beschrieb eine Druckmyositits, Einblutung und Exsudation in die Muskulatur, unterstützt durch einen einschnürenden Verband, durch straffe Haut oder Faszie. Murphy wies sowohl auf das Vorhandensein peripherer Pulse als auch auf das Vorkommen eines KS an den unteren Extremitäten hin. Seine radikale Behandlung bestand darin, mittels Fasziotomie zu intervenieren, noch vor der Entstehung einer ischämischen Kontraktur. Seine Mitteilung ist eine der frühesten Publikationen, in welcher der Vorbeugung einer Kontraktur der Vorzug vor späteren rekonstruktiven Maßnahmen gegeben wird.

Brooks [15] arbeitete an einem experimentellen Modell mittels venöser Okklusion. Seine reproduzierten Befunde entsprachen dem klinischen Bild der Volkmann-Kontraktur. Aus seinen Studien schloß er, daß die wahre Ätiologie des KS und der ischämischen Kontraktur die venöse Obstruktion sei.

Jepson [96] analysierte die ischämische Kontraktur ebenfalls klinisch und experimentell. Wie sein Lehrer Brooks [15] führte er die Versuche unter Verwendung eines Tourniquets an Hunden durch. Sein wesentlicher Beitrag bestand in dem Hinweis auf die Rolle der Faszie als Widerlager des intrakompartmellen Drucks. Jepson führte die frühzeitige dekomprimierende Fasziotomie an seinen Hunden durch und fand keine oder nur geringe Kontrakturen. Außerdem gelang es ihm, das experimentell provozierte Ödem zu verhindern, wenn er die Extremität durch Gummischläuche drainierte. Nach seiner Meinung entstand die Kontrakturdeformität aus einer Kombination mehrerer Faktoren: Die Behinderung des venösen Rückflusses, eine hämorrhagische und seröse Extravasatbildung führten zu einer Schwellung des Gewebes mit nachfolgendem Druck auf Gewebe und Nerven.

Griffiths [72] und Foisie [57] waren der Meinung, daß sich frühere Autoren in ihren experimentellen Modellen geirrt hätten und die wahre Ätiologie der Volkmann-Kontraktur ein arterieller Spasmus sei. Aufgrund ihrer Beobachtungen wurden in den 40er Jahren alle ischämiebedingten Folgeschäden auf arterielle Spasmen zurückgeführt. Griffiths [73] „4 P" dienten der klinischen Diagnose einer akuten peripheren Ischämie: „Pain, Pallor, Paralysis, Pulselessness".

Bywaters u. Beall [22] berichteten über Verschüttete nach Bombenangriffen, wobei es zum Auftreten multipler KS der unteren Extremitäten mit Myoglobinurie, Nierenversagen und in häufigen Fällen zum Tode der Patienten gekommen war. 1953 wurde dieses Krankheitsbild von Bywaters u. McMichael [23] als „crush syndrome" in die Literatur eingeführt.

1953 berichteten Gordon u. Newman [69] über einen Patienten, der lange Zeit in Knie-Brust-Stufenlagerung operiert worden war und eine ähnliche Symptomatik aufwies wie beim Crush-Syndrom.

Bis zu den Publikationen von Seddon [206–208] fanden KS der unteren Extremitäten bei weitem nicht dieselbe Aufmerksamkeit wie die der oberen Extremität. Seddon wies als erster auf die Bedeutung des tiefen dorsalen Unterschenkelkompartments hin. Die Differenzierung von 4 Kompartments des Unterschenkels wurde 1967 von Kelly u. Whitesides [101] erneut bestätigt.

Der Begriff „compartment syndrome" wurde 1963 von Reszel et al. [189] geprägt.

Howse u. Seddon [94] hatten 1966 bereits auf das Vorhandensein ischämischer Kontrakturen kohlenmonoxidvergifteter und barbituratintoxikierter Patienten hingewiesen. Owen et al. [164] trugen zur Klärung der Pathogenese von KS Drogensüchtiger bei, welche in komatösem Zustand aufgefunden wurden.

1979 erschien die Monographie von Lanz [108] über ischämische Muskelnekrosen, in der auf die synergistische Wirkung von arterieller Hypotonie und erhöhtem Subfaszialdruck bei venöser Stauung hingewiesen wurde.

1980 gab Matsen [125] die heute gültige Definition des KS und beschrieb seine Technik der unilateralen parafibularen Dekompression am Unterschenkel.

Mubarak u. Hargens [148] publizierten 1 Jahr später ihre Monographie „Compartment-Syndromes and Volkmann's Contracture". Im Unterschied zu Matsen empfehlen sie die bilaterale Inzision zur Dekompression des KS am Unterschenkel.

3 Ätiologie

Entsprechend der Definition des KS handelt es sich um einen Zustand, in welchem ein erhöhter Gewebsdruck innerhalb eines geschlossenen Raums Zirkulation und Funktion der Gewebe beeinträchtigen, welche das Kompartment enthält. Es bestehen somit 2 Voraussetzungen für die Entwicklung eines KS:
1. eine Hülle, die einen umschriebenen Raum umgibt,
2. eine Ursache für eine Druckerhöhung innerhalb dieser Hülle.

Die erste Voraussetzung, die Einscheidung von Weichteilen durch ein umgebendes Hüllgewebe, kann durch das Epimysium gegeben sein, durch einen osteofibrösen Köcher, wie in der Tibialis-anterior-Loge, oder durch Faszie alleine, wie im Bereich des M. tensor fasciae latae. Schließlich kann die Haut die limitierende Hüllschicht darstellen oder ein eng anliegender zirkulärer Textil- oder Gipsverband (Abb. 4).

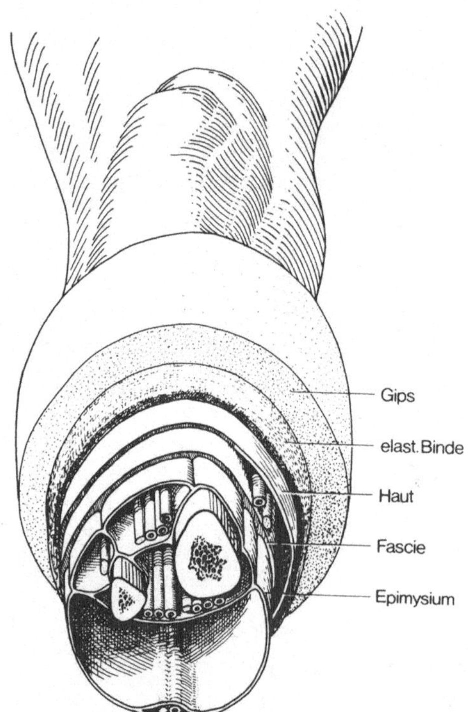

Abb. 4. Einscheidung von Extremitätenweichteilen durch umgebendes Hüllgewebe

Die zweite Voraussetzung für die Entstehung eines KS, eine Druckerhöhung innerhalb der Hülle, kann durch Kompression von außen oder eine Vermehrung des Hülleninhalts bedingt sein.

Eine Inhaltsvermehrung des Kompartments verursacht anfangs nur einen leichten Druckanstieg in der Muskelloge, da die Faszie eine erhebliche Compliance besitzt. Mit dem weiteren Ansteigen des Kompartmentinhalts kommt es jedoch zu einem exponentiellen Anstieg des Drucks innerhalb des Kompartments. Dies wird durch Experimente von Whitesides et al. [234] bestätigt, die bei einer Vermehrung des Inhalts des vorderen Unterschenkelkompartments von 100% auf 140% nur einen Druckanstieg von 10 auf 30 mm Hg beobachteten. Eine weitere Vermehrung des Kompartmentinhalts um 30% von 150% auf 180% verursachte jedoch einen Druckanstieg um 75 mm Hg von 45 auf 120 mm Hg.

Ursachen für einen vermehrten Inhalt eines Kompartments sind Blutungen, paravasale Infusionen sowie Flüssigkeitsverluste aufgrund eines Permeabilitätsschadens der Kapillaren nach langer Ischämiezeit. Bei Normalisierung der Zirkulation kommt es zu einer vermehrten Extravasation aus den geschädigten Gefäßen. Dies führt zu einer Zunahme des Extrazellulärvolumens, aber auch des intrazellulären Wassergehalts. Fuhrmann u. Crismon [60] bestimmten den Wassergehalt von Kaninchenmuskeln 2 h nach unterschiedlichen Zeitperioden einer Tourniquet-Ischämie. Sie fanden, daß eine 3stündige Ischämiezeit die postischämische Schwellung um 30–60% verstärkte.

Mubarak [145] hat eine Zusammenstellung der Faktoren für das Zustandekommen eines KS publiziert, die im folgenden modifiziert wiedergegeben wird (Tabelle 1).

Selten ist ein Faktor allein für die Entstehung eines KS verantwortlich. Andererseits kann es zum Auftreten lokalisierter Muskelnekrosen innerhalb eines Kompartments kommen, ohne wesentliche Beeinträchtigung der Funktion des befallenen Muskels.

3.1 Verminderung des Kompartmentvolumens

Volkmann hat bereits 1869, 1875 und 1881 auf die Gefahr zirkulärer Verbände hingewiesen [227–229]. Da jede Verletzung des Knochens und der Weichteile mit Einblutungen und einer Ödementwicklung einhergeht, kann die obligate Volumenzunahme des traumatisierten Kompartments durch einen zirkulären Verband eingeschränkt werden. Eine zu starke Extension von Frakturen führt ebenfalls zu einer Verkleinerung des Logenraums mit konsekutiver Druckerhöhung. Auf diese Tatsache wurde bereits von Hippokrates in seiner Abhandlung „De fracturis" (zit. nach Gurlt [76]) hingewiesen. In der Verbrennungschirurgie ist die Notwendigkeit der Escharotomie bei zirkulären drittgradigen Verbrennungen seit langem bekannt, da die thermisch geschädigte unelastische Haut dem sekundär entstehenden Ödem keine Gelegenheit zur Ausdehnung läßt [144, 176]. Der direkte Verschluß von Fasziendefekten führt ebenfalls zu einer Verminderung des Kompartmentvolumens und kann ein akutes KS hervorrufen [170, 212, 240].

Die seit dem Vietnamkrieg auch im zivilen Bereich erfolgreich eingesetzten Antischockhosen (MAST) haben in mehreren Fällen auch ohne vorangegangene Extremitätenverletzungen zu KS im Ober- und Unterschenkelbereich geführt [16, 97, 138, 238]. Die unsachgemäße Insufflation von Luft, ein zu hoher Druck über eine zu lange Zeitdauer, haben zu einer Verminderung des Kompartmentvolumens geführt.

Tabelle 1. Ätiologische Faktoren für die Auslösung eines Kompartmentsyndroms

1	*Verminderung des Kompartmentvolumens*
1.1	Konstringierende Textil- u. Gipsverbände
1.2	Extension von Frakturen
1.3	Zirkuläre Verbrennungen III°
1.4	Verschluß von Fasziendefekten
2	*Vermehrung des Kompartmentinhalts*
2.1	Blutungen
2.1.1	Gefäßverletzungen
2.1.2	Hämophilie
2.1.3	Antikoagulanzientherapie
2.2	Ödem auf Grund vermehrter Kapillarpermeabilität
2.2.1	Postischämische Schwellung
2.2.1.1	Arterielle Verletzung, -Thrombose, -Embolie
2.2.1.2	Reperfusion nach Replantation, Bypass-Operation
2.2.1.3	Operationen in Blutsperre, Blutleere
2.2.1.4	Ergotamininduzierter Gefäßspasmus
2.2.1.5	Extremitätenkompression bei Intoxikation
2.2.1.6	Extremitätenkompression in Knie-Brust-Stufenlagerung
2.2.1.7	Thermisches Trauma
2.2.1.8	Muskeltraining, Krämpfe, Eklampsie
2.2.1.9	Phlegmasia coerulea dolens
2.2.1.10	Giftschlangenbiß
2.3	Kombination von Blutung und Ödem
2.3.1	Frakturen
2.3.2	Osteotomien
2.3.3	Kontusionen
2.4	Seltene Ursachen einer Vermehrung des Kompartmentinhalts
2.4.1	Paravenöse Infusionen
2.4.2	Drucktransfusionen
2.4.3	Muskelhypertrophie
2.4.4	Poplitealzysten

Mathiesen u. Reumert [123] berichteten über einen Patienten, der aufgrund zu enger Blue Jeans eine 11stündige Ischämie des rechten Oberschenkels nach Alkoholintoxikation erlitten hatte. Trotz Fasziotomie blieben irreversible neuromuskuläre Schäden zurück.

3. 2 Vermehrung des Kompartmentinhalts

Einblutungen in Muskellogen, intra- und extrazelluläre Ödementwicklung aufgrund einer vermehrten Kapillarpermeabilität bzw. eines Zellmembranschadens führen zu einer Vermehrung des Kompartmentinhalts.

Blutungen nach Verletzung größerer Gefäße oder aus dem spongiösen Bereich frakturierter oder osteotomierter Knochen bewirken eine Druckerhöhung im Kompartment, bis die Blutung sich selbst tamponiert.

Das KS des M. iliopsoas tritt am häufigsten nach Spontanblutungen bei angeborenen oder iatrogenen Gerinnungsstörungen auf [17, 68, 104]. Bulloch u. Fides [20] wiesen erstmals auf den Zusammenhang zwischen angeborener Gerinnungsstörung und dem Symptomenkomplex akuter Leistenschmerz, Tumor in der Fossa iliaca und einer Lähmung des N. femoralis hin. Nachdem sich die Mitteilungen ähnlicher Beobachtungen häuften, sprachen Goodfellow et al. [68] vom Iliakushämatom bei Hämophilie als von einer „common complication". Das akute KS als Komplikation nach arterieller Punktion antikoagulierter Patienten ist von Halpern et al. [80], Luce et al. [118] und Neviasier et al. [59] beschrieben worden.

Eine ausreichend lange Ischämiezeit der Extremität führt zu einer Schädigung des Kapillarbetts und Flüssigkeitsverschiebungen in den Extrazellulärraum. Verursacht das entstehende Ödem eine zusätzliche Mikrozirkulationsstörung, entwickelt sich ein verhängnisvoller Circulus vitiosus: Die verminderte Oxygenierung führt zum erneuten Kapillarwandschaden mit konsekutivem Ödem, welches die Durchblutung weiter verschlechtert (Abb. 5). Dieser Mechanismus liegt der postischämischen Ödemgenese zugrunde, wie er sich nach arteriellen Gefäßverletzungen [72], nach arteriellen Thrombosen und Embolien [29, 59, 87, 93, 120, 212, 217, 232], nach femoro-poplitealen Bypass-Operationen [66, 168] und in der Replantationschirurgie [49] entwickeln kann. Auf die Notwendigkeit der Fasziotomie nach Rekonstruktion arterieller Verletzungen ist seit dem 2. Weltkrieg [4], nach dem Vietnamkrieg [190], wie auch nach Verletzungen im zivilen Bereich [100] wiederholt hingewiesen worden. Die Häufigkeit der Fasziotomie als zusätzliche Maßnahme nach Rekonstruktion arterieller Verletzungen variiert zwischen 6% [100] und 33% [169].

Extremitätenkompression nach Drogenintoxikation oder in langdauernder Knie-Brust-Stufenlagerung führen ebenfalls zu einer erhöhten Kapillarpermeabilität mit entsprechender Flüssigkeitssequestrierung in den Interzellulärraum.

Die relative Häufigkeit der ätiologischen Faktoren, die zum KS führen, ist starken regionalen Schwankungen unterworfen [180]. Sheridan u. Matsen [209] fanden in über 50% ihrer Fälle ein Trauma als Ursache eines KS. Das entsprechende Krankengut rekrutiert sich aus den Einwohnern der Stadt Washington. In Untersuchungen von Mubarak et al. [152] fand sich in knapp 50% ihrer Patienten aus Kalifornien die Extremitätenkompression nach Drogenintoxikation als auslösender Faktor eines KS.

Das funktionelle KS nach muskulärer Betätigung wurde vor allem in der Tibialis-anterior-Loge beschrieben [10, 11, 65, 92, 112, 185, 226]. Manson [121] beschrieb das Tibialis-

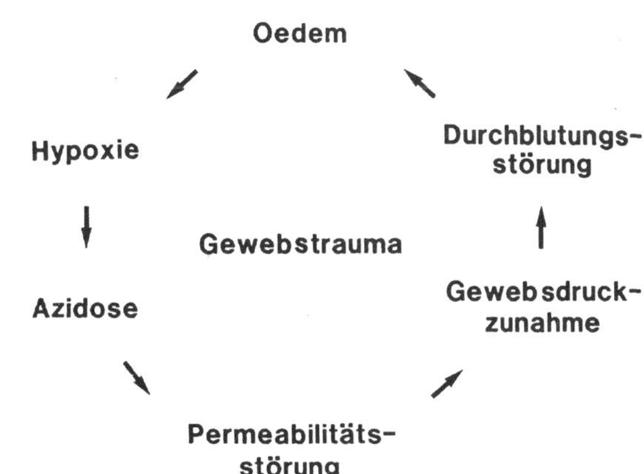

Abb. 5. Circulus vitiosus beim postischämischen Ödem

anterior-Syndrom als Komplikation einer Eklampsie. Halpern u. Nagel [78] berichteten über ein bilateral auftretendes KS der vorderen und lateralen Unterschenkelkompartments nach Androgentherapie.

Die Kombination von Blutung und Ödem wird in vielen Fällen von Frakturen, aber auch reinen Weichteilverletzungen für die Entstehung eines akuten KS verantwortlich sein. Die Inzidenz des KS nach Unterschenkelfrakturen liegt zwischen 0,8% [88] und 17% [43]. Tibiaosteotomien können zur Entstehung eines akuten KS führen [95, 127, 211, 213], wie die Versetzung der Tuberositas tibiae nach Hauser [231, 237]. Mubarak u. Carroll [147] berichteten über 3 Fälle einer Volkmann-Kontraktur nach Knochenentnahme an der kindlichen Tibia.

Das schwere Weichteiltrauma, die Kontusion unter Ausschluß begleitender Frakturen, ist die zweithäufigste Ursache für die Entstehung eines akuten KS [19, 72, 96, 143, 160]. „Wringer"-Verletzungen nach häuslichen Unfällen mit Waschmaschinen sind in ihrer Häufigkeit seltener geworden [67, 70, 147, 187, 214].

Seltene Ursachen einer Vermehrung des Kompartmentinhalts sind paravenöse Infusionen [116, 147] oder Drucktransfusionen [13, 24, 37, 122]. Als Rarität wurde 1977 von Scott et al. [204] ein tiefes dorsales KS als Folge einer Poplitealzyste beschrieben. Ein anderer ungewöhnlicher Fall eines Tibialis-anterior-Syndroms wurde von Weitz u. Carson [233] bei einem Kleinkind berichtet, das wegen eines Genu varum mit einem Gipsverband behandelt worden war.

3.3 Prädisponierende Verletzungen für die Entwicklung eines Kompartmentsyndroms

Gewisse Verletzungen tragen ein hohes Risiko für die Entstehung eines KS. So können High-risk- und Low-risk-Verletzungen unterschieden werden. Unter den High-risk-Faktoren muß an erster Stelle die Gefäßverletzung mit peripherer Ischämie genannt werden. Auch das High-energy-Trauma ist in einem hohen Ausmaß von KS begleitet. Der zweit- und drittgradige Weichteilschaden, vor allem bei geschlossenen Frakturen und der Stoßstangenanprall mit Zweietagenfrakturen der Tibia sind typische Beispiele. Distale Tibiatrümmer- und mehrfragmentbrüche tragen ebenfalls ein hohes Risiko. Dagegen ist ein KS selten bei einfachen Bruchformen mit indirektem Bruchmechanismus gesunder Patienten ohne schockbedingte periphere Hypoxie, wie beispielsweise bei der Skifraktur [224].

4 Pathophysiologie

Die Pathophysiologie eines KS ist eng verknüpft mit den veränderten Flüssigkeitsbewegungen zwischen Blut-, Extra- und Intrazellulärraum. Für das Verständnis der pathophysiologischen Zusammenhänge eines erhöhten Gewebsdrucks sind Kenntnisse der Flüssigkeitsbalance im Muskel notwendig. Der Flüssigkeitstransport durch die Kapillare wird bestimmt durch die Kräfte der Starling-Gleichung (Abb. 6).

Eine Analyse der Starling-Drucke gibt einen Einblick in den Mechanismus der postischämischen Schwellung der Muskulatur. Eine verstärkte Kapillarpermeabilität findet sich häufig auf dem Boden einer längeren Ischämiezeit. Auf diese Weise sind die osmotischen Kräfte in der Starling-Gleichung, welche primär Flüssigkeit aus dem Gewebe rückresorbieren, wahrscheinlich unwirksam. Dadurch gelangt der Gewebsdruck (P_t) bis zu einem Punkt, der dem Kapillardruck (P_c) gleichgesetzt ist. Sind nur Arteriolen oder größere Gefäße verletzt, so steigt P_t auf einen Wert an, welcher dem Gefäßblutdruck am Ort der Verletzung entspricht. Dadurch wird nun wiederum der Gewebsflüssigkeitsdruck erhöht, so daß er ernährende Gefäße verschließt und ein KS entstehen kann.

Eine Erhöhung des normalerweise unter 10 mm Hg liegenden Gewebsdrucks [103] vermindert die Gewebsdurchblutung und damit die Abgabe von Sauerstoff an das Muskelgewebe [131, 161]. Eine reduzierte Gewebsoxygenierung führt zu einer Störung der Gewebsfunktion, da die metabolischen Bedürfnisse des Gewebes nicht mehr gedeckt werden können.

Weitgehende Übereinstimmung herrscht in der Ansicht, daß nicht der absolute Druck im Faszienraum für die Durchblutung der Muskulatur entscheidend ist, sondern sein Verhältnis zum Blutdruck. Untersuchungen von Zweifach et al. [242] konnten mit Hilfe von ^{99m}-Tc-Pyrophosphat tierexperimentell nachweisen, daß im Schock bei einem mittleren arteriellen Druck von 65 mm Hg bereits ein Druck von 25 mm Hg innerhalb des Kompartments den

Filtration u. Resorption von Flüssigkeiten durch die Kapillarwand

$$\dot{Q}_f = K_f \left[(P_{MV} - P_{PMV}) - \sigma (\pi_{MV} - \pi_{PMV}) \right]$$

Abb. 6. Starling-Gleichung. Q_f Flüssigkeitstransport, K_f Filtrationskoeffizient, P_{MV} mikrovaskulärer Druck, P_{PMV} perimikrovaskulärer Druck, σ Reflektionskoeffizient, π_{MV} intravasaler kolloidosmotischer Druck, π_{PMV} interstitieller kolloidosmotischer Druck

gleichen Effekt zeigt wie ein Druck von 40–50 mm Hg bei einem normotensiven Tier. Diese Ergebnisse wurden von Matsen et al. [133] bestätigt.

Es wurden verschiedene Mechanismen zur Erklärung des pathophysiologischen Geschehens beim KS diskutiert: venöse Obstruktion [15, 96, 157], arterieller Verschluß [86, 205], arterieller Spasmus [6, 36, 38, 57, 72], funktionelle Überanstrengung [184, 226], Verschluß der Kapillaren [77, 103, 125, 185] und Verschluß der Arteriolen [3, 21]. Es ist das Verdienst von Matsen [124], auf den zentralpathogenetischen Faktor aller Theorien, den erhöhten intrakompartmellen Gewebsdruck, hingewiesen zu haben.

Im wesentlichen werden 3 Theorien zur Erklärung lokaler Zirkulationsstörungen beim KS diskutiert.

4. 1 Theorie des arteriellen Spasmus

Benjamin [6], Eaton u. Green [36], Foisie [57] sowie Gardner [61] glauben, daß durch den erhöhten Gewebsdruck ein arterieller Spasmus resultiere, der für die Ischämie innerhalb des Kompartments verantwortlich sei. Der Erhalt von Pulsen distal des betroffenen Kompartments spricht gegen diese Theorie. Eine spasmusinduzierte Ischämie müßte außerdem mehrere Stunden anhalten, um ein manifestes KS hervorrufen zu können. Arteriogramme von Patienten mit KS zeigen gewöhnlich keinen arteriellen Spasmus, sondern eine graduelle Verengung der Gefäße in ihrem Verlauf durch das betroffene Kompartment [125].

4. 2 Kritische Verschlußdrucktheorie

Ashton [1–3], Burton [21] und Permutt u. Riley [171] beobachteten bei höheren extern applizierten Drucken ein Sistieren der Durchblutung, noch bevor der applizierte Druck die Größe des mittleren arteriellen Drucks erreichte. Diese Beobachtungen gaben Anlaß zu der Annahme eines kritischen Verschlußdrucks. Entsprechend dieser Theorie ist ein erheblicher transmuraler Druck, d.h. arterieller Druck minus Gewebsdruck notwendig, um die Arteriolen offenzuhalten. Ist der Gewebsdruck bis zu dem Punkt erhöht, an dem der transmurale Druck insuffizient wird, schließen sich die Arteriolen aktiv aufgrund des Tonus der glatten Muskulatur. Die Durchblutung sistiert. Die elastischen gefäßkonstringierenden Kräfte der Arteriolenwände werden in diese Theorie jedoch nicht mit einbezogen. Außerdem wird die Wechselbeziehung zu den Druck- und Elastizitätsverhältnissen in den Kapillaren und Venolen bei zunehmendem Gewebsdruck von Ashton [3] nicht ausreichend berücksichtigt. Die Versuche, die zur Annahme eines kritischen Verschlußdrucks geführt haben, wurden fast ausschließlich bei normalem Venendruck vorgenommen. Ein anderes Verhalten der Arteriolen bei einer Erweiterung der Gefäße durch venöse Stauung ist jedoch denkbar.

4. 3 Arteriovenöse Gradiententheorie

Entsprechend dieser Theorie reduziert ein Anstieg im Gewebsdruck den lokalen arteriovenösen Gradienten und deshalb die lokale Durchblutung. Wird die Perfusion so weit reduziert, daß sie nicht länger die metabolischen Bedürfnisse des Gewebes deckt, resultieren funktionelle Störungen und somit ein KS. Diese Theorie wurde von mehreren Autoren vertreten [103, 133, 198].

Das Verhältnis zwischen arteriovenösem Gradienten und lokaler Perfusion wird durch folgende Gleichung bestimmt [53]:

$$LBF = \frac{P_A - P_V}{R}$$

Dabei ist LBF der lokale Blutfluß, P_A der lokale arterielle Druck, P_V der lokale Venendruck und R der lokale vaskuläre Widerstand. Da die Venen ein kollabierendes Röhrensystem sind, kann der Druck innerhalb dieser (P_V) nicht geringer sein als der lokale Gewebsdruck (P_T). Daraus ergibt sich, daß bei einem Anstieg des Gewebsdrucks auch der lokale Venendruck erhöht sein muß und sich dadurch der arteriovenöse Gradient vermindert. Dieses Phänomen wurde durch direkte Messungen des lokalen Venendrucks bestätigt [103, 108, 133, 198].

Eine gewisse Reduktion des lokalen arteriovenösen Gradienten kann durch Veränderungen im lokalen vaskulären Widerstand kompensiert werden. Dieser Mechanismus, als Autoregulation bekannt, gewährleistet eine lokale Perfusion über einen weiten arteriovenösen Gradienten [53]. Ist der arteriovenöse Gradient beträchtlich reduziert, wird die Autoregulation ineffektiv. An diesem Punkt wird die lokale Perfusion primär durch den lokalen arteriovenösen Gradienten bestimmt. Mit einem weiteren Anstieg im Gewebsdruck wird die lokale Perfusion weiter vermindert und zwar so weit, daß die metabolischen Bedürfnisse des Gewebes nicht länger gedeckt werden können. Es treten funktionelle Störungen auf, d.h. es resultiert ein KS.

Mit dieser Theorie läßt sich nachweisen, daß eine Verminderung des lokalen arteriellen Drucks, z.B. durch eine traumatische Schocksituation oder durch Hochlagerung des Beins über Herzniveau, den zirkulatorischen Effekt eines Gewebsdruckanstiegs verstärkt. Mit dieser Theorie wird weiterhin erklärt, daß die Dekompression des Gewebes beim KS durch Verminderung des lokalen Venendrucks eine effektive Methode für die Wiederherstellung der Zirkulation darstellt. Schließlich erklärt diese Theorie die Persistenz der Pulse und der distalen Zirkulation bei einem KS. Periphere Pulse und Zirkulation können aus zweierlei Gründen intakt sein:
1. hat der Anstieg im Gewebsdruck einen geringen Effekt auf den arteriellen Flow,
2. ist der Venendruck in den Zehen oder Fingern distal des gefährdeten Kompartments gewöhnlich normal, so daß ein normaler digitaler arteriovenöser Gradient und Blutfluß resultieren.

4.4 Auswirkungen der Ischämie auf das Gewebe

Ein erhöhter Gewebsdruck verschlechtert die Mikrozirkulation und beeinträchtigt die Funktion von Muskel- und Nervengewebe. Es kommt dann zum neuromuskulären Defizit, wenn die metabolischen Bedürfnisse der Gewebe aufgrund der reduzierten Perfusion nicht mehr gedeckt werden können.

Ashton [3] konnte plethysmographisch nachweisen, daß ein extern applizierter Druck von 40 mm Hg die *Durchblutung* einer Extremität signifikant vermindert. Clayton et al. [27], Dahn et al. [32], Lanz [108], Reneman et al. [186], Rorabeck u. Clarke [192] sowie Sheridan et al. [210] konnten diese Befunde experimentell und klinisch bestätigen. Die Hochlagerung eines Extremitätenabschnitts über Herzniveau führt zu einer hydrostatischen Verminderung des arteriovenösen Gradienten und damit zu einer weiteren Verschlechterung der Durchblutung beim KS [108, 125].

Fuhrmann u. Crismon [60] berichten über eine Schädigung des Kapillarendothels schon nach 3stündiger Ischämie mit Erhöhung der Permeabilität und daraus resultierender postischämischer Schwellung des Gewebes zwischen 30% und 60%. In eigenen Untersuchungen [44] fand sich 12 h nach einer 4stündigen Tourniquet-Ischämie der Tibialis-anterior-Loge ein interstitielles Ödem mit Reduzierung der Durchblutung um 40%.

Es ist schwierig, die Folgen eines erhöhten Gewebsdrucks auf die *Muskulatur* zu quantifizieren. Laborchemische Parameter wie Kreatinphosphokinase und Laktatdehydrogenase sind beim KS zwar erhöht, wobei sich allerdings keine Korrelation zwischen den Absolutwerten der Enzymaktivitäten und dem subfaszialen Gewebsdruck herstellen läßt [192]. Beim Verdacht auf ein traumatisch bedingtes KS muß ätiologisch von vornherein mit einer Erhöhung der CPK gerechnet werden, so daß sie differentialdiagnostisch nicht verwertbar ist [39]. Die Inhomogenität der Kapillarperfusion zeigt sich in der fleckförmigen Verteilung der Muskelnekrosen, insbesondere bei Drucken innerhalb des Kompartments zwischen 30 und 40 mm Hg. Gefrierschnitte aus dem anterolateralen Kompartment des Hundes zeigen eine erhebliche Nekrose bei einem Gewebsdruck von 30 mm Hg nach einer 8stündigen Druckeinwirkung [85]. Vergleichende Muskeluntersuchungen, die einem Normaldruck, d.h. 10 mm Hg oder auch mäßig erhöht, d.h. 20 mm Hg über 8 h unterlagen, erschienen im mikroskopischen Bild normal. Ebenso wie Hargens et al. [85] hatten schon Harman u. Gwinn [86] und Whitesides et al. [234] in Abhängigkeit von Grad und Zeitdauer der Minderdurchblutung Funktionsverluste der Muskulatur beschrieben. Bei plötzlich einsetzender kompletter Ischämie fanden sich Funktionsverluste nach 2–4 h, welche nach 4–6 h irreversibel blieben.

Sanderson et al. [200] sowie Vracko u. Benditt [230] weisen auf die erhebliche Regenerationspotenz eines ischämisch geschädigten Muskels hin, solange die Basalmembran intakt bleibt. Den zeitlichen Ablauf der histologischen Vorgänge nach akuter Muskelischämie beschreiben Sanderson et al. [200]. Nach 2- bis 4stündiger Ischämie findet sich in der Muskulatur eine akute Entzündungsreaktion mit Ödembildung. Als frühes Zeichen der Degeneration wird das Hervortreten der Querstreifen in den Muskelzellen beschrieben. 3–4 Tage nach dem Trauma treten eine diskoide Fragmentation der Myofibrillen neben einer granulomatösen vakuolären und hyalinen Degeneration der Muskelfasern auf. 4–6 Tage nach dem Trauma finden sich Makrophagen zum Abräumen der nekrotischen Zellreste. Später regenerieren sich durch myoblastische Differenzierung von Bindegewebszellen oder der überlebenden Muskelzellen neue Muskelzellen, eingebettet in ein Netzwerk von kollagenem Bindegewebe. Übereinstimmend wird von allen Autoren [13, 25, 26, 86, 93, 125, 200, 230] auf die erhebliche Regenerationspotenz ischämisch geschädigter Muskeln hingewiesen. Matsen [125] warnt vor dem Terminus „irreversible Muskelnekrose" und fordert, das Debridement fraglich vitalen Muskelgewebes auf ein absolutes Minimum zu beschränken. Beim posttraumatischen KS, dem in den meisten Fällen keine komplette und plötzlich einsetzende Ischämie vorausgeht, sind die Toleranzzeiten zwar länger, jedoch auch schwerer kalkulierbar [108]. Außerdem bestehen individuelle Unterschiede des Muskelgewebes in seiner Vulnerabilität. Nach Matsen [125] ist wegen der unterschiedlichen Gewebstoleranz gegenüber einem erhöhten Druck kein allgemeingültiger Grenzwert für alle Patienten anzugeben. Der subfaszial gemessene Gewebsdruck ist in Beziehung zum Blutdruck zum gesamten Verletzungsmuster und zur Lagerung des gefährdeten Extremitätenabschnitts zu werten.

In eigenen Untersuchungen [44] fand sich 12 h nach einer Tourniquet-Ischämie der Tibialis-anterior-Loge von 4 h ein interstitielles Ödem mit Abrundung der polygonalen Faserquerschnitte bei gleichzeitiger Abnahme der Faserquerschnittflächen. 12 h nach direkter Kontusion der Tibialis-anterior-Loge fand sich eine Verbreiterung des Interstitiums, wofür neben einem Ödem massive Einblutungen verantwortlich waren. Die Querstreifung der Muskulatur war jedoch mit Ausnahme der direkt kontusionierten Muskelfasern noch erhalten. 12 h nach thermischem Trauma derselben Muskelgruppe fand sich ein erhebliches interstitielles Ödem mit einer Verkleinerung der Faserquerschnittflächen.

Nervengewebe reagiert noch sensibler auf Ischämie und erhöhten Gewebsdruck als die Muskulatur [91, 130, 167, 192]. Nach Dahlback [31] und Lundborg [119] sind die motorischen Endplatten gegen einer Hypoxie am empfindlichsten. – Sheridan et al. [210] implantierten einen Latexballon in das vordere Kompartment von 4 Kaninchenhinterläufen. Nach Druckapplikation von 40 mm Hg über 6 h kam es nur in 1 Fall zu einer Einschränkung der elektrischen Stimulierbarkeit. Bei 60 mm Hg Gewebsdruck und einer Einwirkdauer von 6 h wiesen 2 Tiere einen Funktionsverlust auf. Ein Gewebsdruck von 100 mm Hg über 8 h führte zum kompletten Funktionsverlust und zur Aufhebung der elektrischen Stimulierbarkeit bei allen Tieren. – Hargens et al. [84] beschrieben eine nervale Dysfunktion bei einem Gewebsdruck zwischen 30 und 40 mm Hg. Die Nervenleitgeschwindigkeit war bei Druckwerten zwischen 100 und 120 mm Hg nach 30–60 min völlig blockiert. Dagegen wurde eine Blockierung der Nervenleitgeschwindigkeit niemals beobachtet, wenn die Druckwerte unter 50 mm Hg lagen. Auf die Bedeutung des Zeitfaktors eines mäßig erhöhten Gewebsdrucks von 30 mm Hg weist die Tatsache hin, daß eine partielle Einschränkung der Leitfähigkeit bei diesen Drucken nach einer Einwirkzeit von 6–8 h beobachtet wurde. Diese Befunde wurden von Rorabeck u. Clarke [192] bestätigt. – Matsen et al. [130] wiesen in Selbstversuchen nach, daß die Nervenleitgeschwindigkeit und neurologische Ausfälle für jede Versuchsperson eine unterschiedliche Toleranzbreite gegenüber einem extern applizierten Druck von 80 mm Hg über 58 min aufwies. Ebenso wie der Muskel hat auch das Nervengewebe eine Regenerationsfähigkeit nach ischämiebedingten Funktionsstörungen. Rorabeck u. Clarke [192] wiesen im Tierversuch nach, daß die Nervenleitgeschwindigkeit in den Normalbereich zurückkehrte, wenn die Dekompression des Nerven innerhalb der 4-h-Grenze erfolgte, wobei die Wiederkehr der Nervenleitgeschwindigkeit unabhängig von der Höhe des einwirkenden Drucks war. Hingegen blieb die Leitfähigkeit des N. peronaeus nach Dekompression partiell blockiert, wenn die Gewebsdruckerhöhung auf 40 mm Hg über 12 h bestand.

5 Anatomie und Lokalisation der Kompartments

Prinzipiell kann ein KS überall dort auftreten, wo Muskeln, Gefäße und Nerven in relativ abgeschlossenen und unnachgiebigen Kammern vorkommen. Gefäßführende Muskellogen sind besonders gefährdet, da die Venenstämme vor und nach ihrem Austritt aus den Kompartments durch mechanische Behinderung komprimiert werden können. Dies geschieht bevorzugt in Verbindung mit gelenknahen Frakturen und betrifft in erster Linie die Faszienlogen am Unterschenkel und Unterarm [239]. Die Muskeln eines Kompartments stellen eine funktionelle Einheit dar. Die sie bedeckende Faszie kann als Muskelursprung dienen, wobei sie mit dem Epimysium eine Einheit bildet und dem Muskel adhärent aufliegt. In den meisten Fällen sind Faszie und Epimysium voneinander getrennt. Die Faszie wirkt dann als Widerlager des Muskels, dessen Kraftzuwachs bei intakter Faszie 15% beträgt [63].

Unterschenkel und Unterarm sind seit jeher prädisponierte Extremitätenabschnitte für die Entwicklung eines KS [215, 229]. Neben einer geringeren Compliance der Faszie der Tibialis-anterior-Loge im Vergleich zu dem oberflächlichen und tiefen dorsalen Kompartment [236] mag die exponierte Lage der Streckerloge (Stoßstangenanprall!) für die Häufigkeit eines KS in der Tibialis-anterior-Loge verantwortlich sein. Matsen [125] weist darauf hin, daß geographische Unterschiede von Bedeutung für die Lokalisation von KS sein können. Während sich in der Chirurgischen Universitätsklinik von Washington überwiegend KS der unteren Extremität als Folge von Verkehrsunfällen fanden, ließ sich diese Komplikation in der Universitätsklinik von San Diego zu fast 50% an der oberen Extremität und im Bereich des Gesäßes als Folge einer Muskelkompression nach Drogenintoxikation nachweisen.

Van der Zypen [243] hat eine anatomische Studie über die Faszienlogen der Extremitäten publiziert, in der Ausdehnung, Dicke und Konsistenz der Logenwandung untersucht wurden.

5.1 Kompartments der oberen Extremität

Im Bereich der Schulter befindet sich der M. deltoideus in einem Kompartment, das oberflächlich durch eine Faszie bedeckt und in der Regel durch ein intermuskuläres Septum in 2 abgeschlossene Kammern getrennt wird. Das Caput longum des M. triceps hat eine eigene starke Faszienhülle, die sich distal in die allgemeine Streckerloge auflöst. Die Faszienhülle des M. coracobrachialis ist ebenfalls unvollständig und geht distal in die Beugerloge des Oberarms über.

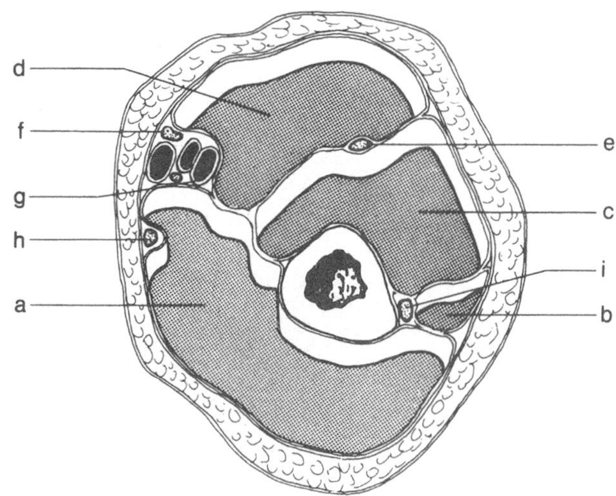

Abb. 7. Querschnitt durch den rechten Oberarm, Aufsicht von proximal. *a* Streckerloge, *b* M. brachioradialis, *c* M. brachialis, *d* M. biceps, *e* N. cutaneus anterbrachii lateralis, *f* N. medianus, *g* A. u. V. brachialis, *h* N. ulnaris, *i* N. radialis

Die Oberarmmuskulatur wird durch die medial und lateral befindlichen Septa intermuscularia in ein vorderes und hinteres Kompartment getrennt (Abb. 7). Die Beugerloge zeigt im mittleren Oberarmbereich eine unvollständige Septierung. Zwischen M. brachialis und M. biceps brachii liegt der sie innervierende N. musculocutaneus. Nn. medianus und ulnaris durchlaufen das Biceps-brachialis-Kompartment, so daß es bei einem KS dieser Muskelloge zu entsprechenden Gefühlsstörungen im sensiblen Ausbreitungsgebiet beider Nerven kommen kann. Streckseitig befindet sich der M. triceps als einziger Muskel des dorsalen Kompartments zusammen mit dem N. radialis. Entsprechend dem sensiblen Versorgungsgebiet des N. radialis kann es bei einem KS des Triceps-Kompartments zu Hypästhesien in der radialseitigen Hälfte des Handrückens kommen.

Die Mm. brachioradialis, extensor carpi radialis longus und brevis entspringen zwar im distalen Anteil des ventralen Kompartments, werden jedoch nicht zu dieser Muskelgruppe gerechnet, da sie in eine eigene Faszienhülle eingescheidet sind. Am Unterarm bestehen 10 isolierte Kompartments, die durch Septa intermuscularia der Fascia antebrachii, ulna, radius und membrana interossea voneinander getrennt werden (Abb. 8). Die Streckseite verfügt über 4 Muskellogen, wobei die oberflächlichen und tiefen Extensoren von den Logen des M. extensor carpi radialis bzw. M. extensor carpi ulnaris eingerahmt werden. Die tiefe Extensorenmuskulatur, gebildet aus M. abductor pollicis longus, M. extensor pollicis longus et brevis und M. extensor indicis proprius liegt in einer äußerst derben Logenwanne, welche aus Ulna, Radius und Membrana interossea gebildet wird. Die Beugeseite wird proximal vom Lacertus fibrosus und M. pronator teres, distal vom Lig. carpi transversum begrenzt. Der M. flexor digitorum superficialis und M. flexor digitorum profundus haben je eine eigene Faszienloge. Dies gilt auch für den M. pronator teres. Der N. medianus ist der am häufigsten und schwersten betroffene Nerv beim KS des Unterarms. Entsprechend seiner

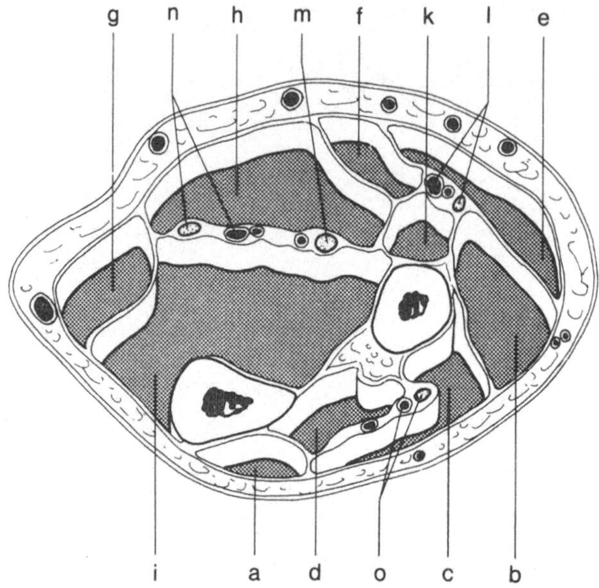

Abb. 8. Querschnitt durch den rechten Unterarm, Aufsicht von proximal. *a* M. extensor digiti minimi, *b* M. extensor carpi radialis, *c* oberflächliche Extensoren, *d* tiefe Extensoren, *e* M. brachioradialis, *f* M. flexor carpi radialis, *g* M. flexor carpi ulnaris, *h* oberflächliche Flexoren, *i* tiefe Flexoren, *k* M. pronator teres, *l* R. superficialis n. radialis u. A. radialis, *m* N. medianus, *n* N. u. A. ulnaris, *o* R. profundus n. radialis mit A. u. V. interossea posterior

Lage zu benachbarten Gewebestrukturen ist er in seinem Verlauf an folgenden 4 topographischen Regionen besonders leicht komprimierbar:

1. im Bereich des Lacertus fibrosus,
2. in seinem Verlauf zwischen dem Caput humerale und Caput ulnare des M. pronator teres,
3. durch seine Einscheidung zwischen M. flexor digitorum superficialis und M. flexor pollicis longus,
4. in seinem Verlauf unter dem Lig. carpi transversum.

An der Hand sind infolge Vertikalverspannungen der Handbinnenmuskulatur durch umhüllendes Bindegewebe 5 Faszienräume entstanden (Abb. 9). Die Retinacula heften die Hohlhandfaszie unverschieblich an das Skelett und schließen die Mm. interossei ein, wobei die Mm. interossei palmares et dorsales für jeden Finger in getrennten Faszienhüllen liegen. Das Thenarkompartment mit den Mm. abductor pollicis brevis, flexor pollicis brevis und opponens sowie Hypothenarkompartment — Mm. abductor digiti minimi, flexor digiti minimi und opponens digiti minimi — sind von straffen Faszien umschlossen. Garfin [62] unterscheidet noch ein zentrales palmares Kompartment, welches Sehnen, Gefäße und Nerven, jedoch keine Muskeln, enthält.

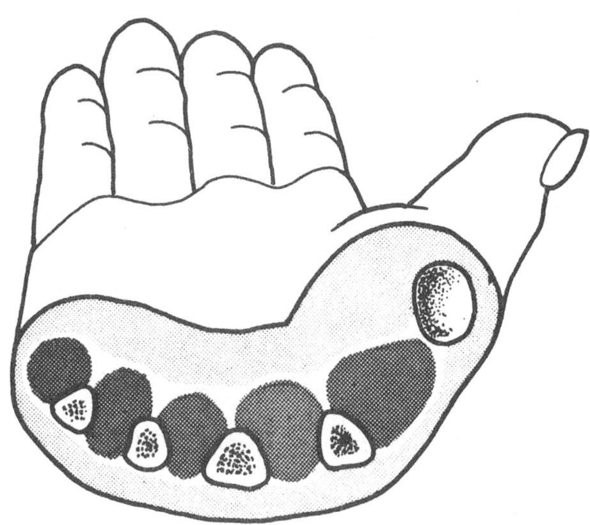

Abb. 9. Querschnitt durch
die rechte Mittelhand, Aufsicht von proximal. Es
existieren 5 Fascienräume

5. 2 Kompartments der unteren Extremität

In der Regio glutaea bestehen 3 Kompartments (Abb. 10). Der M. tensor fasciae latae besitzt die kräftigste Faszienloge des menschlichen Körpers [243]. Die Mm. glutaeus medius und minimus sind ebenfalls von einer sehr dicken Faszie bedeckt. Der M. glutaeus medius entspringt sowohl periostal zwischen Linea glutaea anterior und posterior als auch von der Unterfläche der ihn bedeckenden Fasia glutaea. Die Muskeln liegen damit innerhalb eines osteofibrösen Köchers. Der M. glutaeus maximus ist von einer dünnen Oberflächenfaszie bedeckt, welche sich septenartig mit dem Epimysium zwischen den grobfaserigen Muskelbündeln als intermuskuläres Bindegewebe fortsetzt.

Im Oberschenkelbereich (Abb. 11) teilen die Septa intermuscularia medial und lateral die Streck- und Beugemuskulatur voneinander ab. Während die einzelnen Ursprünge des M. quadriceps durch unvollständige gefäßführende Septen zunächst voneinander abgegrenzt werden, liegen die Muskelbäuche im mittleren und distalen Oberschenkeldrittel in einer gemeinsamen Faszienloge. Dorsalseitig liegt der N. ischiadicus in einem Septum, das die ischiokruralen Muskeln von den Adduktoren trennt. Die Adduktoren bilden 3 Kammern, wobei der M. sartorius und der M. adductor longus je in einer geschlossenen Faszienloge liegen. Die Mm. adductor magnus und brevis besitzen eine unvollständig septierte gemeinsame Faszienloge. Der M. sartorius weist eine eigene vollständig geschlossene Faszienhülle auf und kommt in seinem Verlauf nach medial in engen Kontakt zur Loge des M. gracilis. Während der M. semitendinosus seine eigene, derbe Faszienhülle aufweist, steht die Faszienloge des M. biceps femoris unmittelbar unter der Fascia lata mit der Faszienloge des M. semimembranosus in offener Kommunikation. Im distalen Oberschenkeldrittel liegen A. und V. femoralis im Adduktorenkanal durch eine Membrana vasto-adductoria vom N. ischiadicus getrennt.

Am Unterschenkel befinden sich 4 Kompartments (Abb. 12). Das vordere Kompartment beinhaltet die Mm. tibialis anterior, extensor digitorum longus, peronaeus tertius und extensor hallucis longus. Das laterale Kompartment enthält die Mm. peronaeus lon-

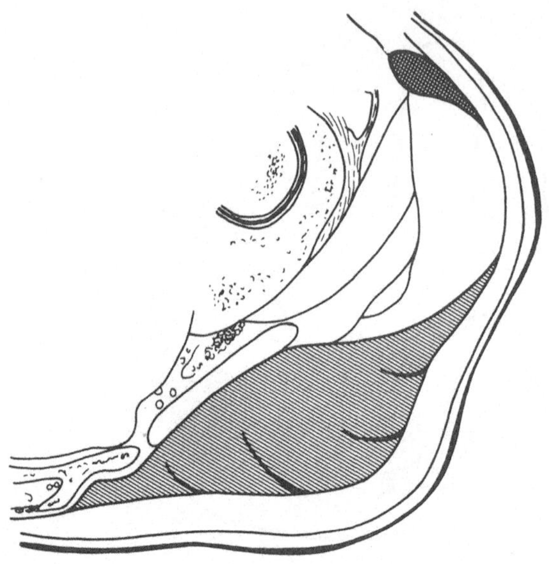

Abb. 10. Querschnitt durch den rechten Glutealbereich. Aufsicht von proximal. Darstellung der Logen des M. tensor fasciae latae (*schraffiert*), der Mm. glutaeus medius und minimus (*weiß*) sowie des M. glutaeus maximus (*gestrichelt*)

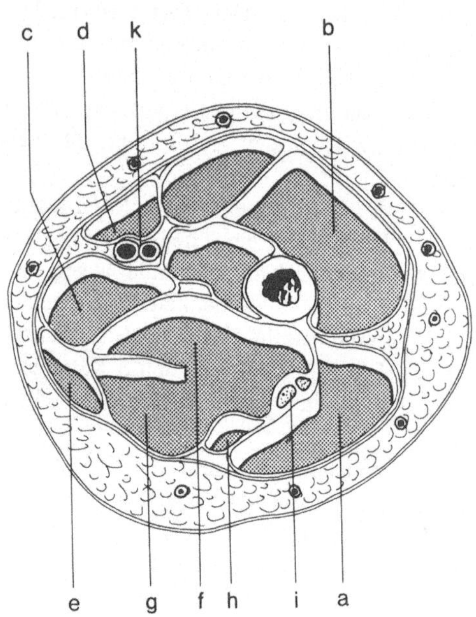

Abb. 11. Querschnitt durch den rechten Oberschenkel, Aufsicht von proximal.
a M. tensor fasciae latae, *b* M. quadriceps, *c* M. adductor longus, *d* M. sartorius, *e* M. gracilis, *f* M. adductor brevis, *g* M. adductor magnus, *h* M. semimembranosus, *i* N. ischiadicus, *k* A. u. V. femoralis

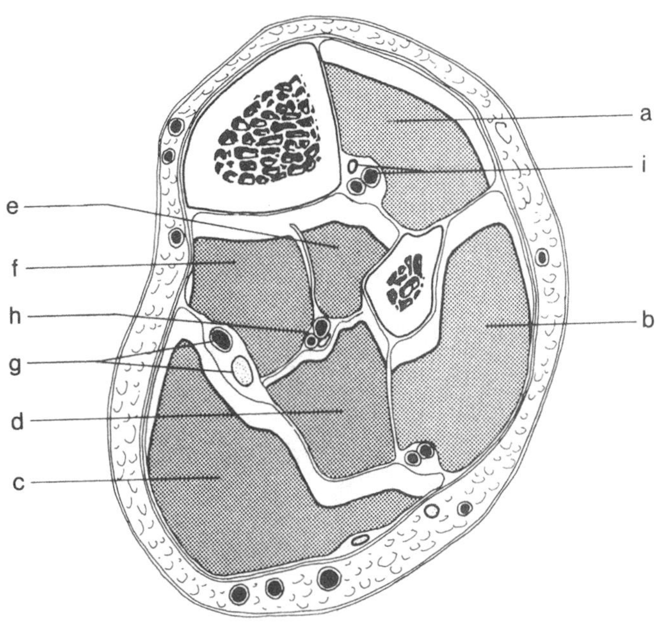

Abb. 12. Querschnitt durch den rechten Unterschenkel, Aufsicht von proximal. *a* Extensorenloge, *b* Peronaeusloge, *c* M. triceps surae, *d* M. flexor hallucis longus, *e* M. tibialis posterior, *f* M. flexor digitorum longus, *g* A. tibialis posterior und N. tibialis, *h* A. u. Vv. peroneae, *i* A. tibialis anterior u. N. peronaeus profundus

gus und brevis, das oberflächliche dorsale die Mm. gastrocnemius, soleus und, falls vorhanden, plantaris. Das häufig vergessene tiefe dorsale Kompartment besteht aus den Mm. tibialis posterior, flexor digitorum longus und flexor hallucis longus. Vorderes und tiefes dorsales Kompartment weisen 2 Besonderheiten auf:

1. Beide Muskellogen führen wichtige Gefäß-Nerven-Stränge des Unterschenkels. In der Tibialis-anterior-Loge verläuft der N. peronaeus profundus in Begleitung des A. tibialis anterior und der beiden Vv. tibiales anteriores. Das tiefe dorsale Kompartment enthält den N. tibialis, die A. tibialis posterior, die A. peronaea und 4 Begleitvenen.
2. Die Extensorenloge und die tiefe Flexorenloge sind durch osteofibröse Köcher aus Tibia, Fibula, Membrana interossea und Lamina superficialis bzw. profunda fasciae cruris, welche distal straffer wird, begrenzt [107, 172].

Ein- und Austritt von Gefäßen in das vordere und tiefe dorsale Kompartment sowie deren harte Schalenwandungen prädisponieren beide Kompartments für die Entstehung eines KS.

Am Fuß lassen sich 4 Kompartments voneinander abgrenzen: Die Planta pedis enthält durch vertikale Verspannungen der Plantaraponeurose mit dem Skelett 3 Muskelkammern. Medial befindet sich die Großzehenmuskulatur, im Mittelfach liegen die Sehnen des M. flexor digitorum longus und hallucis longus zusammen mit dem M. flexor digitorum brevis. Lateral befindet sich das Fach für die Kleinzehenmuskeln. Das 4. Kompartment liegt dorsal und grenzt sich durch ein transversal laufendes Septum von den 3 plantaren

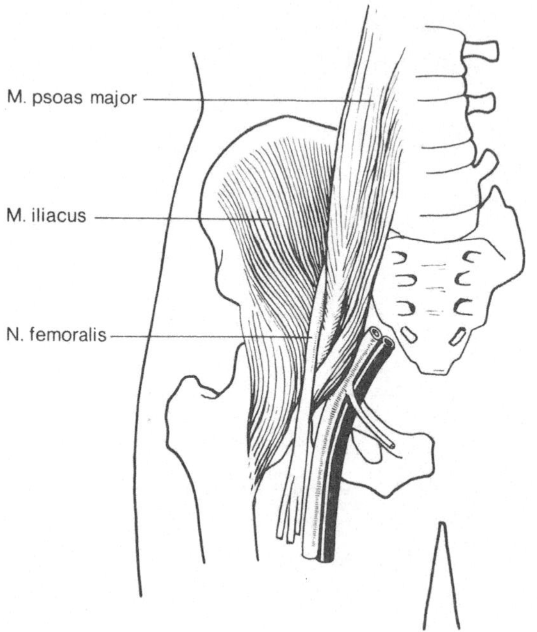

Abb. 13. Darstellung des rechten Iliopsoaskompartments. Der N. femoralis verläuft zwischen M. psoas major und M. iliacus

Muskelkammern ab. Es enthält die Mm. interossei und ist streckseitig vom Unterhautfettgewebe und der Haut begrenzt.

5.3 Kompartments des Stamms

Über KS außerhalb der Extremitätenmuskulatur ist mit Ausnahme der Iliopsoasloge nicht berichtet worden. Tscherne (zit. nach Szyszkowitz u. Reschauer [215]) wies bereits darauf hin, daß KS im Bereich der Rückenmuskulatur nach Wirbelfrakturen vorkommen können. Da die langen und kurzen Rückenmuskeln der direkten Palpation aufgrund ihrer tiefen Lage entgehen, und bei vorhandenen Wirbelfrakturen der Frakturschmerz eine KS-bedingte Symptomatik überlagern kann, ist die Diagnose eines KS dieser Muskelgruppen schwer zu stellen.

Die Mm. supra- und infraspinatus werden ventral von der Scapula, dorsal von einer straffen Fascie bedeckt. Sie liegen relativ exponiert und sind nur partiell vom M. latissimus dorsi überlagert. Ein KS dieser Muskeln ist prinzipiell bei jeder Schulterblattfraktur in Erwägung zu ziehen.

Das KS des M. iliopsoas (Abb. 13) ist erstmals von Bulloch u. Fides [20] beschrieben worden, wobei bereits auf den Zusammenhang angeborener Blutgerinnungsstörungen und dem Symptomenkomplex akuter Leistenschmerz, Tumor in der Fossa iliaca, Flexionskontraktur der Hüfte und einer Lähmung des N. femoralis hingewiesen wurde. Das KS des iliopsoas ist als Folge einer Spontanblutung bei angeborener oder iatrogener Gerinnungsstörung [68, 104], nach Einblutung durch rupturierende abdominale Aortenaneurysmen

[182], aber auch nach Hyperextensionstrauma von Rumpf und Hüfte [56, 64, 71] beschrieben worden.

Erst die Computertomographie hat die Frühdiagnostik raumfordernder Prozesse in
der Iliopsoasloge möglich gemacht und ist als diagnostisches Hilfsmittel der Wahl anzusehen [54].

6 Einteilung des Kompartmentsyndroms

Nach dem klinischen Schweregrad unterscheiden wir das drohende und das manifeste KS [43]. Neben diesen traumatisch oder operationsbedingten Komplikationen gibt es das übungsbedingte funktionelle KS, das wiederum in eine akute und chronische Form unterteilt werden kann. Diese Differenzierung hat sich im Hinblick auf die Frühdiagnose und das therapeutische Vorgehen als außerordentlich hilfreich erwiesen.

6. 1 Drohendes Kompartmentsyndrom

Beim drohenden KS besteht keine periphere Minderdurchblutung. Neurologische Störungen fehlen oder sind nur dezent vorhanden. Hervorstechendes Merkmal ist der im Verhältnis zur Primärverletzung unverhältnismäßig starke Schmerz, welcher gewöhnlich als tiefes Spannungsgefühl beschrieben wird. Der Schmerz wird durch Immobilisation nicht vermindert, sondern durch Anlegen zirkulärer Verbände eher verstärkt. Die Druckmessung in der betroffenen Faszienloge ergibt Werte an der oberen Grenze der Norm. Nach Mubarak et al. [150] kommt es ab Druckwerten von 30 mm Hg und mehr zu einer erheblichen Schmerzzunahme. Die obere Grenze des intrakompartmell gemessenen Drucks für das drohende KS liegt zwischen 30 und 40 mm Hg beim normotensiven Patienten [78, 129, 131, 192] (Abb. 14). Für Patienten im Schockzustand sind aufgrund experimenteller Untersuchungen von Matsen et al. [135] und Zweifach et al. [242] bereits niedrigere Druckwerte eine Entscheidungshilfe für die chirurgische Dekompression.

6. 2 Manifestes Kompartmentsyndrom

Die beiden objektiven Symptome des manifesten KS sind Schwellung und palpatorisch erfaßbare Zunahme der Gewebespannung des betroffenen Kompartments. Das manifeste KS ist durch ein bereits eingetretenes neurologisches Defizit charakterisiert. Der subfaszial gemessene Gewebsdruck liegt bei 40 mm Hg und mehr, bezogen auf den normotensiven Patienten (Tabelle 2).

6. 3 Funktionelles Kompartmentsyndrom

Eine funktionell bedingte Muskelischämie nach muskulärer Betätigung wurde vor allem in der Tibialis-anterior-Loge beschrieben und kann in eine akute und in eine chronische

Tabelle 2. Zusammenstellung der von verschiedenen Autoren ermittelten
Toleranzbreite des subfaszialen Gewebsdrucks

Autor	Gewebsdruck –Grenzwert (mm Hg)
Ashton [1]	30
Whitesides et al. [235]	50
Matsen et al. [129]	40
Mubarak et al. [150]	30
Hargens et al. [145]	30
Matsen [130]	65
Mubarak et al. [151, 152]	30
Rorabeck u. Clarke [192]	40
Halpern u. Nagel [79]	40
Hargens et al. [84]	30
Owen et al. [164]	30
Matsen et al. [133–135]	55
Reschauer et al. [188]	40
Whitesides et al. [152]	40–45
Akeson et al. [85]	30
Hargens et al. [85]	30
Wissing u. Schmit-Neuerburg [239]	40
Echtermeyer et al. [43]	40

Form unterteilt werden. Das *akute* funktionelle Tibialis-anterior-Syndrom entsteht bei
jungen gesunden Menschen häufig nach Märschen, weshalb es auch die Bezeichnung „march
gangrene" trägt [10]. Die Beschwerden treten unmittelbar nach dem Übungsprogramm
oder bis zu 12 h später auf, wenn der Patient zur Ruhe kommt [10, 11, 112]. Die akute
Form erfordert die sofortige Dekompression. Das *chronische* funktionelle Tibialis-anterior-
Syndrom tritt nach anstrengenden Betätigungen wie Marschieren oder Laufen, nicht aber
beim gewöhnlichen Gehen auf [112, 185]. Die chronische Form ist wesentlich häufiger als
die akute Form des funktionellen KS und tritt nach Reneman [185] in 95% aller Fälle
bilateral auf. Die chronische Form entsteht, weil der zur Verfügung stehende Raum zu eng
ist, um die funktionell bedingte Schwellung der Muskulatur aufnehmen zu können. Die
Muskelmasse kann nach intensiver Betätigung um mehr als 20% akut ansteigen [241].

Rydholm et al. [199] berichteten erstmals über das Auftreten eines funktionellen KS
im Bereich des M. tensor fasciae latae nach anstrengender sitzender Tätigkeit. Im ersten
Fall handelte es sich um einen Kavallerie-Offizier, im zweiten um einen LKW-Fahrer. Beide
wurden durch die Fasziotomie beschwerdefrei.

7 Diagnose des Kompartmentsyndroms

7. 1 Klinische Diagnostik

Die Frühdiagnose des KS hängt vom rechtzeitigen Erkennen klinischer Symptome eines erhöhten Gewebsdrucks ab. In vielen Fällen mag die Druckmessung nicht notwendig und nur diagnosestützend sinnvoll sein. In jedem Fall geht der Druckmessung eine exakte klinische Untersuchung voraus. Die erhobenen Befunde werden in einer Checkliste dokumentiert (Abb. 14), um
1. eine Zunahme pathologischer Veränderungen rechtzeitig erkennen zu können und
2. vergleichende Befunde bei verschiedenen Untersuchern zu erhalten.

Bei bewußtseinsklaren Patienten ist das charakteristische Leitsymptom der akut einsetzende, brennend-bohrende Schmerz, teils krampfartig mit zunehmender Tendenz. Mißempfindungen in Form von Parästhesien, Hypästhesien sowie rasch folgende Sensibilitätsausfälle werden unter Einschluß einer Zwei-Punkte-Diskriminierung oder des Pinselstrich-Berührungstests registriert. Störungen der Muskelfunktion sind nach 2- bis 4stündiger Ischämiedauer beim kooperativen Patienten als motorische Muskelschwäche nachweisbar. Schmerzauslösung oder -verstärkung durch passive Dehnung der ischämischen Muskeln ist ein weiteres wichtiges Zeichen im Frühstadium des KS. Palpatorisch ist die betroffene Muskulatur druckschmerzhaft und von auffallend fester bis steinharter Konsistenz. Periphere Arterienpulse und Kapillarzirkulation sind im Frühstadium der Kompartmentischämie intakt, sofern keine begleitende Arterienverletzung vorliegt.

7. 2 Diagnostische Hilfsmittel

Läßt sich aufgrund der klinischen Untersuchung ein KS nicht sicher ausschließen oder ist es bei vorhandenem neuromuskulärem Defizit nach Entfernen des Verbandmaterials und der Entlastung von Nervendruckpunkten 1 h später nicht zu einer Besserung der Symptomatik gekommen, erfolgt die *subfasziale Gewebsdruckmessung*. Sie ist das wichtigste Hilfsmittel zum Nachweis des KS, insbesondere beim bewußtlosen Patienten. Der normale Gewebsdruck liegt zwischen 0 und 10 mm Hg [103]. Die Mikrozirkulation sistiert, wenn die Druckdifferenz zwischen subfaszialem Druck und diastolischem Blutdruck 30 mm Hg unterschreitet. Beim normotensiven Patienten sind jedoch auch schon Absolutwerte alarmierend, wenn diese auf 40 mm Hg ansteigen (Tabelle 2), während eine passagere Druckerhöhung bis zu 40 mm Hg meist noch keine Dauerschäden hinterläßt, ist damit bei anhaltender Druckerhöhung auf 60 mm Hg sicher zu rechnen [105, 129, 135, 188]. Die Toleranz der Gewebe gegenüber einer intrakompartmellen Druckerhöhung ist individuell

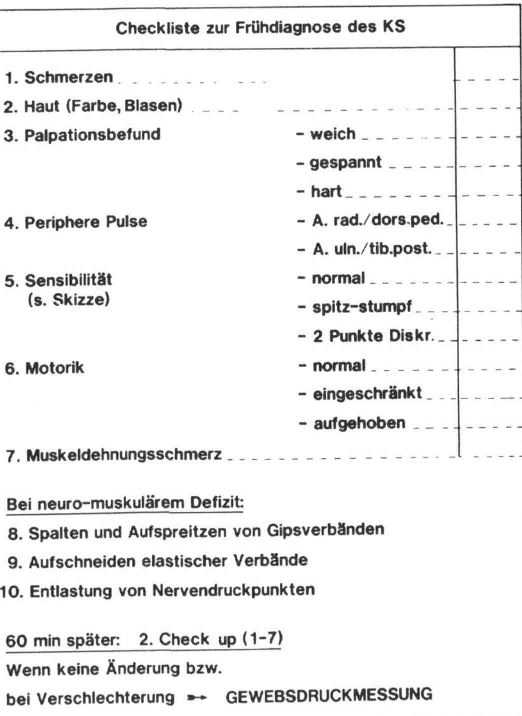

Checkliste zur Frühdiagnose des KS

1. Schmerzen		
2. Haut (Farbe, Blasen)		
3. Palpationsbefund	– weich	
	– gespannt	
	– hart	
4. Periphere Pulse	– A. rad./dors.ped.	
	– A. uln./tib.post.	
5. Sensibilität	– normal	
(s. Skizze)	– spitz-stumpf	
	– 2 Punkte Diskr.	
6. Motorik	– normal	
	– eingeschränkt	
	– aufgehoben	
7. Muskeldehnungsschmerz		

<u>Bei neuro-muskulärem Defizit:</u>

8. Spalten und Aufspreitzen von Gipsverbänden

9. Aufschneiden elastischer Verbände

10. Entlastung von Nervendruckpunkten

60 min später: 2. Check up (1–7)

Wenn keine Änderung bzw.

bei Verschlechterung ➝ GEWEBSDRUCKMESSUNG

Abb. 14. Checkliste zur Frühdiagnose des KS mit Skizzen zur Dokumentierung peripherer sensibler und motorischer Ausfälle

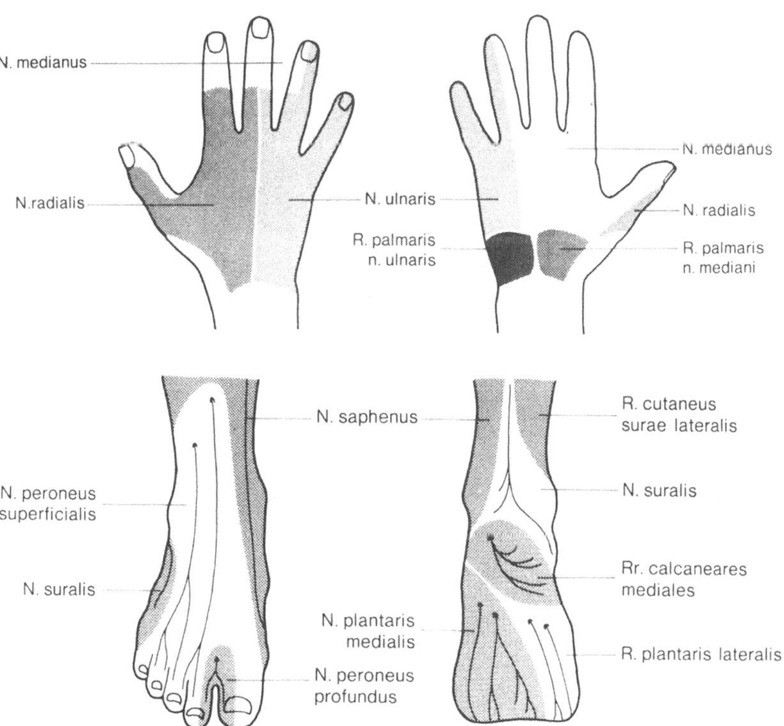

sehr verschieden und hängt von mehreren Faktoren ab. Nach Matsen [125] ist aus diesen Gründen kein allgemeingültiger Grenzwert des Gewebsdrucks für die Dekompression anzugeben. Dies erklärt die Differenz der verschiedenen Angaben der in Tabelle 2 zitierten Autoren, welche die Indikation zur Fasziotomie vom gemessenen Gewebsdruck abhängig machen.

In der Unfallchirurgischen Klinik der MHH wird seit 1982 folgende Technik der Gewebsdruckmessung angewandt [46]: Eine mit zusätzlichen Perforationen versehene großlumige Kanüle (Abb. 15) wird als Meßfühler in das gefährdete Kompartment eingebracht. Die wichtigsten Druckmeßpunkte der Extremitäten sind aus Abb. 16 ersichtlich. Die kochsalzgefüllte Kanüle wird wie bei der Venenpunktion über eine stabilisierende Hohlnadel vorgeschoben. Die Nadel wird unter minimaler Injektion von NaCl zurückgezogen, so daß die Plastikkanüle ebenfalls flüssigkeitsgefüllt ist. Nach Einstellen des 0-Punkts durch den waagerechten Ausleger und Anschließen eines NaCl-gefüllten Infusionsschlauchs, dessen Flüssigkeitsmeniskus zunächst bei 20 mm Hg eingestellt ist, kann durch Beobachten des Meniskus erkannt werden, ob ein pathologisch erhöhter Gewebsdruck vorliegt (Abb. 17). Sinkt der Meniskus nicht ab, wird über den Dreiwegehahn in 10-mm Hg-Schritten so viel NaCl in das Infusionssystem gefüllt, bis der Meniskus abzusinken beginnt. Vom Absinken an gerechnet, sollten 5 min bis zum endgültigen Ablesen des Gewebsdrucks gewartet werden.

Zum Nachweis der freien Durchgängigkeit des Systems gelten folgende Kriterien:
1. Digitaler Gewebsdruck im Bereich der Kanülenspitze führt zu einem plötzlichen und reversiblen Druckanstieg.
2. Aktive Muskelkontraktion führt ebenfalls zu einem Druckanstieg, welcher bei Relaxation rückläufig ist.
3. Im pathologischen Bereich (> 40 mm Hg) kommt es zu pulssynchronen Schwankungen des Flüssigkeitsmeniskus.

Als Nachteil des eigenen Meßsystems ist eine falschpositive Messung bis 1,5 mm Hg im normalen Bereich anzusehen, wie sie auch in der Nadelinfusionstechnik nach Matsen u. Clawson [126] beschrieben wird. Dieser Meßfehler ist in der klinischen Anwendung jedoch zu vernachlässigen [126, 187]. Die Indikation zur Dekompression wird in der Unfallchirurgischen Klinik der MHH bei einem Gewebsdruck von 40 mm Hg und mehr beim normotensiven Patienten gestellt. Handelt es sich um Mehrfachverletzte im Schockzustand oder bestehen ausgeprägte neuromuskuläre Ausfälle unbekannter Zeitdauer, wird die Indikation zur Fasziotomie großzügiger gestellt.

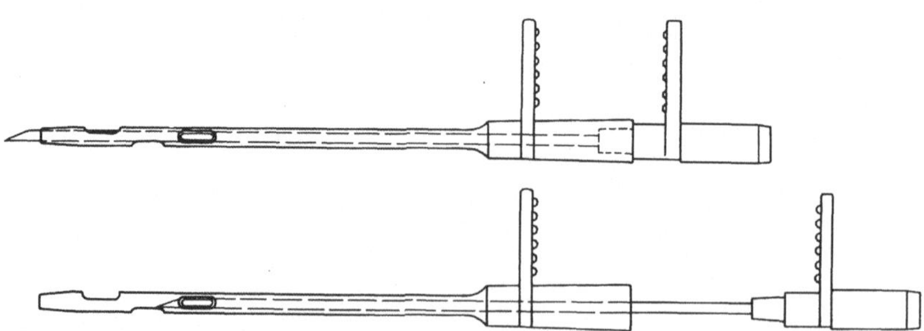

Abb. 15. Perfocan-KS-Kanüle

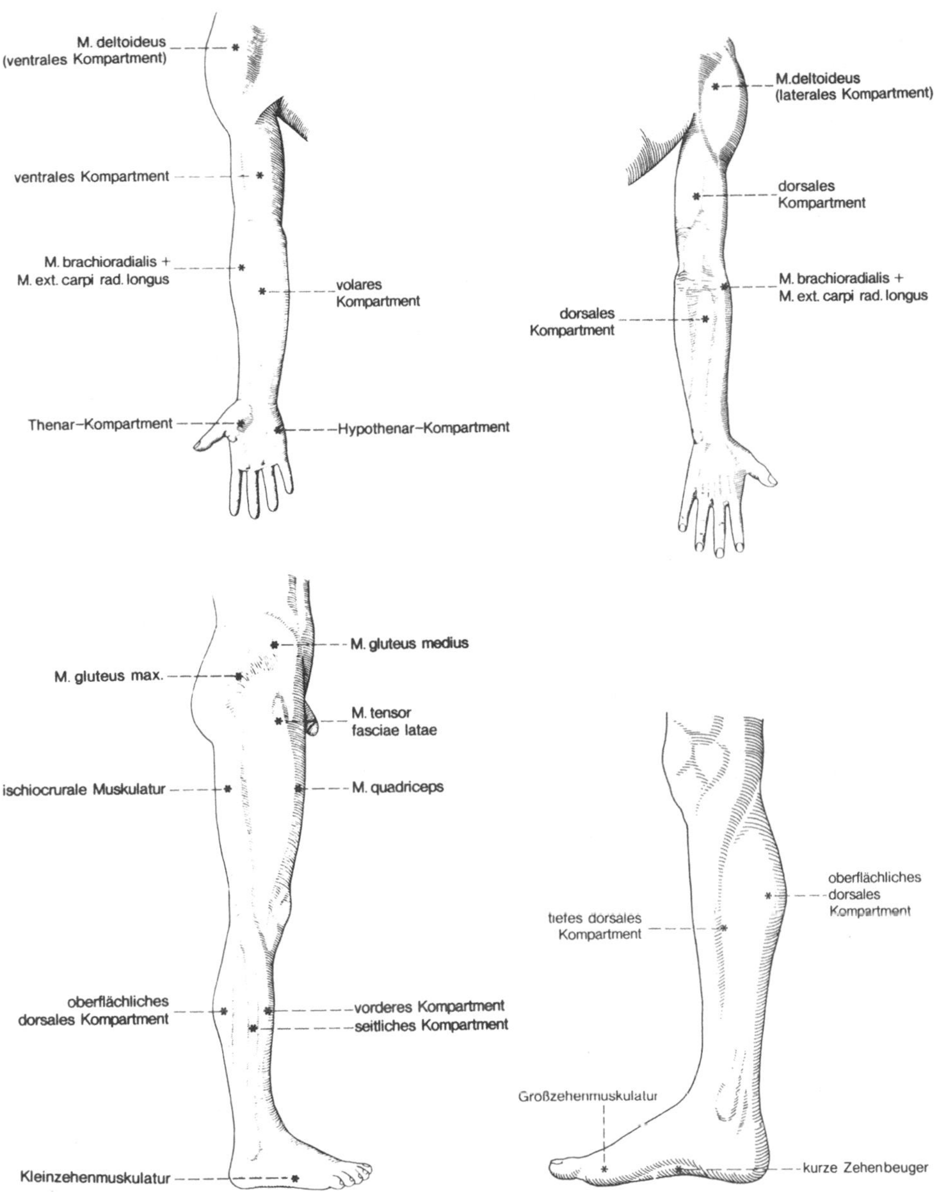

Abb. 16. Druckmeßpunkte zur Registrierung des subfaszialen Gewebsdrucks

An 34 Patienten wurden unter dem Verdacht eines KS 72 Druckmessungen durchgeführt. Die Lokalisation der Druckmessung ist aus Abb. 18 ersichtlich. In 16 Fällen erfolgte wegen pathologischer Gewebsdrucke die sofortige Dekompression. In je 1 Fall erfolgte die Operation wegen perioperativer Druckzunahme nach Gefäßrekonstruktion und Plattenosteosynthese einer Oberschenkelfraktur und Gefäßrekonstruktion und Kapselbandnaht

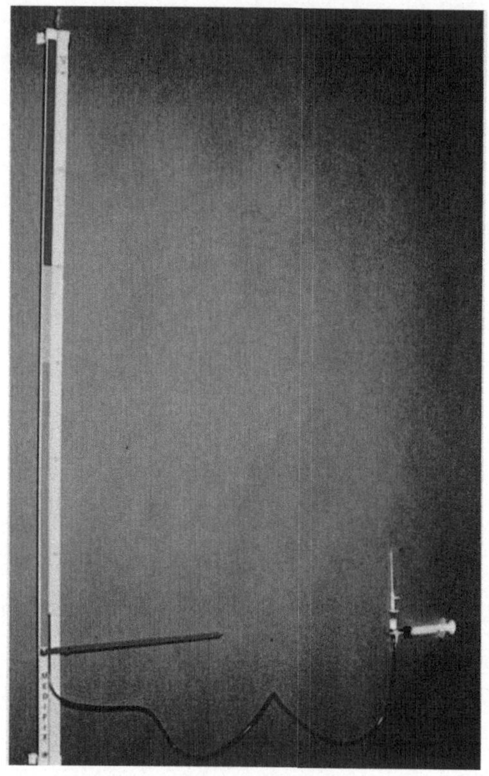

Abb. 17. Gesamtansicht des Druckmeßsystems „Perfocan-KS"

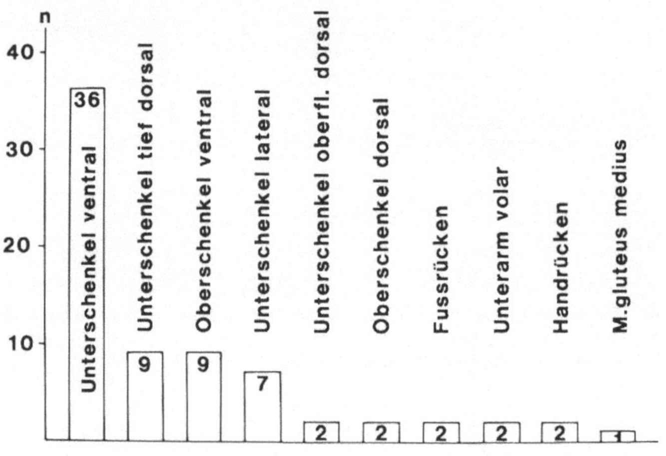

Abb. 18. Lokalisation der 72 Druckmessungen an 34 Patienten mit drohendem oder manifestem KS

nach Kniegelenkzerreißung. In 1 Fall konnte ein KS als Ursache neurologischer Ausfälle bei Umfangsvermehrung eines Unterarms und in 2 Fällen eines Unterschenkels durch die Druckmessung ausgeschlossen werden. In 2 Fällen ließ sich das funktionelle beidseitige Tibialis-anterior-Syndrom von Leistungssportlern durch die Druckmessung verifizieren. Bei 11 Patienten wurde der subfasziale Gewebsdruck wegen eines drohenden KS unter konservativer Behandlung bis zu 3 Tagen kontinuierlich gemessen.

Bei Verdacht auf vorbestehende oder traumatische arterielle Gefäßstenosen bzw. -verschlüsse, leistet die *Doppler-Ultraschalluntersuchung* wertvolle Hilfe bei der Lokalisation. Diese Untersuchung ist leicht praktikabel, objektiv und nicht invasiv.

Die *Arteriographie* ist nach vorausgegangener Doppleruntersuchung bei abgeschwächten oder fehlenden Pulsen und peripherer Ischämie indiziert. Eine Engstellung peripherer Arterien ohne eindeutigen Gefäßabbruch ist lediglich als Begleitsymptom der ischämischen Muskelschwellung zu werten. Ein normales Arteriogramm schließt ein gleichzeitig bestehendes KS nicht aus.

Die *Phlebographie* dient der Dokumentierung einer Phlebothrombose im Rahmen der Differentialdiagnostik. Außerdem kann sie zum Nachweis eines chronischen KS durch funktionelle Überlastung der Tibialis-anterior-Loge eingesetzt werden [185].

Mikrozirkulationsstörungen lassen sich tierexperimentell [44] und klinisch [111] unter Verwendung von *Radioisotopen* nachweisen. Das Edelgas ^{133}Xe hat den Vorteil, sich gleichmäßig im Gewebe zu verteilen und somit die Errechnung der Muskeldurchblutung zu ermöglichen. Gemessen wird der Auswascheffekt des Nukleids, welches rasch über die Lunge abgeatmet wird. Damit liegt die Strahlenbelastung sehr niedrig und kann bedenkenlos auch beim Patienten angewendet werden.

Zur Differenzierung zwischen ischämiebedingten und traumatischen direkten Nervenläsionen dient die *Nervenstimulation* [135]. Durch Elektrostimulation der motorischen Anteile des Nerven, der die bewegungsunfähigen Muskeln innerviert, läßt sich eine zentralwärts gelegene Nervenläsion durch eine regelrechte motorische Reaktion des innervierten Muskels nachweisen. Ist die Reizübertragung an den auf Sauerstoffmangel besonders empfindlich reagierenden motorischen Endplatten unterbrochen [31, 119], läßt sich keine Muskelreaktion auslösen. Die direkte Nervenstimulation ist zur differentialdiagnostischen Abklärung zwischen Nervenläsion und ischämiebedingter Parese hilfreich. Eine Paralyse der motorischen Endplatten ist bereits dem manifesten KS zuzuordnen. Die wesentliche Bedeutung des *Elektromyogramms* liegt in der Prognose. Finden sich 3–4 Wochen nach dem Trauma Fibrillationspotentiale und Faszikulationen, sprechen diese für die Regenerationsfähigkeit der betroffenen Muskulatur [225]. Ein „silent EMG" ist Ausdruck einer irreversiblen Muskelnekrose [155].

7.3 Laborbefunde

Spezifische Laborbefunde zur Diagnosesicherung des KS sind nicht bekannt. Die Enzymaktivitäten von *Kreatinphosphokinase* und *Laktatdehydrogenase* sind beim KS zwar erhöht, wobei sich allerdings keine Korrelation zwischen den Absolutwerten und dem subfaszialen Gewebsdruck herstellen läßt [192]. Beim traumatisch bedingten KS muß ätiologisch von vornherein mit einer Erhöhung der CPK gerechnet werden, so daß sie differentialdiagnostisch nicht verwertbar ist [39, 81, 239]. Myoglobin ist nach 4stündiger Muskel-

Tabelle 3. Differentialdiagnostische Abgrenzung des KS

---

1. Akute Phlebothrombose, Thrombophlebitis
2. Zentrale oder periphere Nervenläsion
3. Infekte (Phlegmone, Osteomyelitis)
4. Ergotismus
5. Tendosynovitis
6. Streßfraktur
7. Muskelkater
8. Sudeck-Syndrom
9. Periostitis

---

ischämie sowohl im Serum als auch im Urin nachweisbar und kann im erythrozytenfreien Urin mittels Benzidinprobe nachgewiesen werden [81, 180, 239].

7. 4 Differentialdiagnose

Die differentialdiagnostische Abgrenzung des KS gegenüber posttraumatischen Schmerzzuständen, Nerven- und Gefäßverletzungen bereitet erhebliche Schwierigkeiten. Bei nicht erkanntem KS wurde je nach Fachgebiet des zuerst konsultierten Arztes die Diagnose „Thrombophlebitis, traumatische Nervenläsion, Muskelkater, Erysipel, Phlegmone, Pannikulitis, Lymphadenitis, Poliomyelitis oder Osteomyelitis" gestellt [142, 179, 239]. Differentialdiagnostisch auszuschließen sind (Tabelle 3):

1. Die akute *Phlebothrombose* und *Thrombophlebitis* geht mit einer schmerzhaften Schwellung und palpablen Spannung der Gewebe einher. Die typischen Venendruckpunkte der Extremitäten sind stark empfindlich. Der Nachweis einer Thrombose erfolgt mittels Phlebographie.
2. Akute *Nervenlähmungen* treten plötzlich auf. Im Gegensatz zum KS bestehen keine Schwellung und kein Muskeldehnungsschmerz. Traumatische und ischämiebedingte Paresen lassen sich durch Elektrostimulation des Nervenstamms differenzieren.
3. Lokale *Weichteilinfektionen*, wie Erysipel, Phlegmone und Absceß gehen im Gegensatz zum KS immer mit allgemeinen Entzündungszeichen einher.
4. In seltenen Fällen können ergotaminhaltige Medikamente das Krankheitsbild des *Ergotismus* provozieren. Es ist durch plötzliche ischämiebedingte Schmerzen aufgrund arterieller Vasospasmen charakterisiert. Unter Nitroglyzerin sowie der Ganglienblockade mittel Periduralanästhesie lösen sich die Spasmen.
5. Eine *Tendosynovitis* der Extensoren des Fußes kommt differentialdiagnostisch nur gegenüber dem Tibialis-anterior-Syndrom in Frage.
6. *Streßfrakturen* gehen mit erheblichen Schmerzen einher. Es fehlt jedoch die generalisierte Schwellung und palpable Spannung des gesamten Kompartments.
7. *Muskelkater* tritt mehrere Stunden bis 1 Tag nach ungewohnten Bewegungen auf. Die betroffenen Muskeln sind steif, geschwollen, druckempfindlich und schmerzen bei Kontraktion. Differentialdiagnostisch ist die Abgrenzung gegenüber dem funktionellen KS bedeutungsvoll.

8. Häufig werden posttraumatische Schmerzzustände als *Sudeck-Syndrom* fehldiagnostiziert. Die subfasziale Gewebsdruckmessung ergibt beim Sudeck-Syndrom normale Gewebsdrucke. Nach Mau [137] ist das Sudeck-Syndrom häufig mit dem Spätstadium des KS der tiefen dorsalen Loge vergesellschaftet.

9. Im Gegensatz zu Puranen u. Alavaikko [178] halten Mubarak et al. [153] die gelegentlich bei Sportlern, insbesondere Läufern, beobachteten belastungsabhängigen Schmerzen im Unterschenkelbereich nicht für ein KS des tiefen dorsalen Kompartments. Sie nehmen an, daß eine lokale *Periostitis* für das Beschwerdebild verantwortlich ist.

Beim bewußtseinsklaren und kooperativen Patienten kann die Diagnose des KS durch exakte Anamnese und Befunderhebung sowie sorgfältige Verlaufskontrollen des klinischen Befunds in kurzen Zeitabständen in der Regel ohne Hilfsmittel gestellt werden, sofern an die ätiologischen Faktoren und typischen Symptome gedacht wird. Bei nur dezent vorhandener Symptomatik oder widersprüchlichen Befunden durch mehrere Untersucher ist die subfasziale Gewebsdruckmessung zur Diagnosesicherung unerläßlich und gestattet eine differentialdiagnostische Ausschlußdiagnostik.

8 Therapie des Kompartmentsyndroms

8. 1 Allgemeine Erstbehandlung

Die vordringlichste Sofortmaßnahme beim Verdacht auf ein KS besteht in der breiten Spaltung konstringierender Verbände. Wie Garfin [62] experimentell zeigen konnte, vermindert das weite Aufspreizen des Gipsverbands den subfaszialen Druck in der Tibialis-anterior-Loge um 30%. Die Entfernung des Gipsverbands kann sogar zu einer Senkung bis auf 15% des Ausgangswerts führen. Einen ähnlichen Wirkungsmechanismus wie Gipsverbände können auch zu stark aufgeblasene Luftkammerschienen und Antischockhosen (MAST) ausüben [16, 97, 138, 238]. In eigenen Untersuchungen ließ sich eine Druckerhöhung in der Tibialis-anterior-Loge nach Bandagierung mit elastischen Binden nachweisen (Abb. 19). Ein subjektiv als gering empfundener Druck durch eine elastische Binde bewirkte im Mittel eine Drucksteigerung um 22 mm Hg. Das Nachwickeln mit einer zweiten Binde – subjektiv als mäßiger Druck empfunden – führte zu einer Druckerhöhung auf 60 mm Hg und mehr. Rueff [197] wies aus gutachterlicher Sicht auf die Gefahr schwerer Dauerschäden durch elastische Stützverbände hin.

Extreme Hochlagerungen vermindern die arteriovenöse Druckdifferenz (Abb. 20). Folge der arteriellen Minderversorgung sind Hypoxie und Azidose in der verletzten Extremität. Als geeignete Prävention gegenüber einem KS erweist sich deshalb die Flach- oder nur geringe Hochlagerung bis maximal 10 cm über Vorhofniveau. Beim Schwerverletzten ist eine aggressive Volumentherapie zur Steigerung des arteriellen Mitteldrucks unerläßlich zur Verbesserung der arteriovenösen Druckdifferenz und damit zur Prophylaxe eines KS. Eine allgemeine Hypotension führt zu einer beschleunigten Schädigung der Muskulatur und der Nerven schon bei niedrigeren Druckwerten innerhalb der Kompartments [133, 134, 242].

Vasodilatanzien, Sympatholytika and Antikoagulanzien sind beim KS wirkungslos. „Drogen können dort nicht wirken, wo keine Zirkulation vorhanden ist . . .“ [236]. Die einzig effiziente und kausale Therapie zur Drucksenkung innerhalb der Kompartments ist die Dekompression.

8. 2 Allgemeine Operationstechnik

Um die Ischämiezeit der Muskulatur nicht zu verlängern, wird ohne Blutsperre operiert. Bei der Revision wird die Vitalität der dekomprimierten Muskulatur beurteilt. Die besten Hinweise für Vitalität sind die „4 K“: Kontraktilität, Konsistenz, Kolorit und Kapillarblutung. Gesunder Muskel kontrahiert sich bei Berührung, er hat normale Konsistenz, die Farbe ist rotbraun oder nur gering livide verfärbt. Er blutet bei Inzision [89, 223].

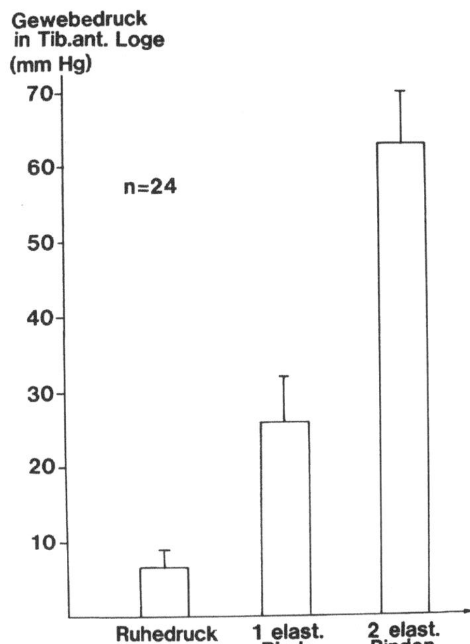

Abb. 19. Erhöhung des subfaszialen Gewebsdrucks in der Tibialis-anterior-Loge durch Bandagierung mit einer bzw. zwei elastischen Binden

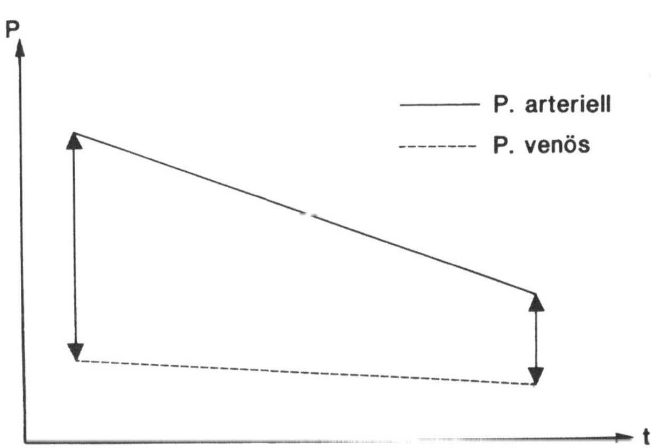

Abb. 20. Verminderung der arteriovenösen Druckdifferenz durch Hochlagerung einer Extremität

Beim drohenden KS erfolgt die *prophylaktische Fasziotomie* in Form der halbgedeckten Spaltung durch kleine Hautinzisionen. Die Hautschnitte werden wieder verschlossen, wenn dies spannungsfrei möglich ist.

Beim manifesten KS erfolgt die *therapeutische Fasziotomie* durch Quer- und Längsinzision der Faszie. Die unter hohem Druck stehenden Muskeln werden revidiert, avitale Anteile und Blutkoagel entfernt. Als Kriterien für die Ausdehnung des Debridements

38

dienen die oben angegebenen Vitalitätszeichen. Bei zweifelhaftem Vitalitätsbefund sollte eher nicht reseziert werden, da die Regenerationsfähigkeit der Muskulatur intraoperativ häufig nicht abgesehen werden kann [125]. Im Rahmen des späteren Hautverschlusses kann als „Second-look-Operation" ein erneutes Debridement durchgeführt werden.

Für Weichteilschäden im hypoxischen Gebiet ergeben sich von vornherein schlechtere Heilungsbedingungen. Ischämisches Gewebe kann nicht ausreichend perfundiert werden und ist damit überaus infektgefährdet. Granulozyten und Makrophagen haben nur eine beschränkte Aufnahmekapazität für die Phagozytose. Wird diese Kapazität durch zu viel nekrotisches Gewebe überlastet, ist die antimikrobielle Abwehr deutlich vermindert. Daraus ergibt sich als beste Infektprophylaxe ein ausgedehntes Debridement mit Entfernung allen nekrotischen Gewebes. Ausgeprägte KS unterliegen im hohen Maße der Sekundärinfektion [224].

Die Wunde bleibt beim manifesten KS immer offen und wird durch einen synthetischen Hautersatz gedeckt: Ein primärer Wundverschluß birgt die große Gefahr eines Rebound-Kompartment-Syndroms in sich (Abb. 21), da die postischämische Schwellung 6–12 h nach der Faszienspaltung zu einer erneuten Volumenzunahme der Muskulatur führt [125].

Simultan mit der Faszienspaltung sollte die stabile Osteosynthese der begleitenden Fraktur aus zweierlei Gründen durchgeführt werden:

1. Die Faszienspaltung beeinträchtigt die natürliche Weichteilschienung der Fraktur und trägt damit zur Instabilität bei (Abb. 22).

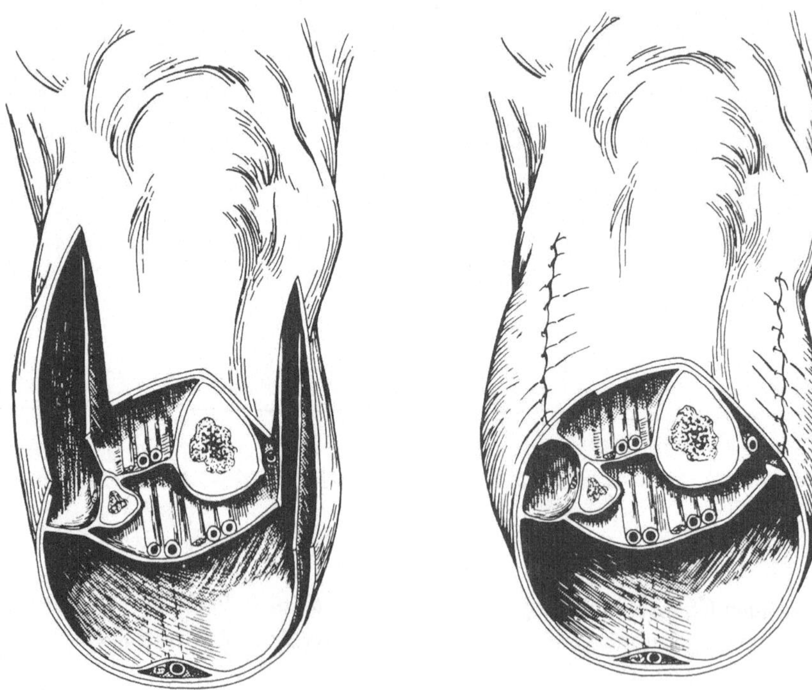

Abb. 21. Gefahr des Rebound-Kompartment-Syndroms nach primärem Wundverschluß

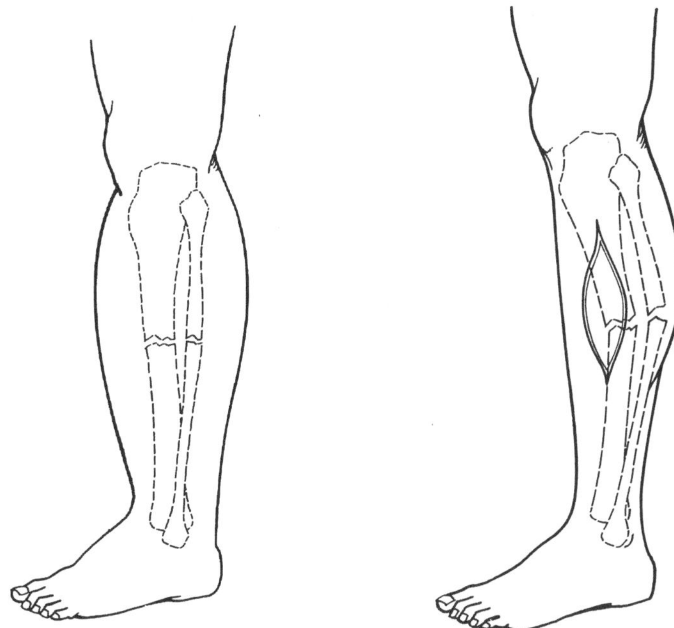

Abb. 22. Reduzierung der Weichteilschienung einer Fraktur durch die Dekompression

2. Eine primär geschlossene Fraktur wird durch die therapeutische Fasziotomie zur sekundär offenen Fraktur mit einem entsprechend hohen Infektrisiko.

Nach Rückbildung des Ödems um den 5. bis 8. Tag erfolgt die Sekundärnaht, sofern kein traumatisch bedingter Hautdefekt vorliegt. In Einzelfällen mag es notwendig sein, nach erfolgter Sekundärnaht mit Verkleinerung der Wunde eine Tertiärnaht weitere 3–4 Tage später durchzuführen. Verbleibende Hautdefekte werden durch Mesh-graft gedeckt.

8. 3 Spezielle Operationstechnik

8. 3. 1 Dekompression an der oberen Extremität

Im Bereich des *Schultergelenks* erfolgt der Zugang zum M. deltoideus leicht geschwungen unterhalb der Klavikula in Höhe des Processus coracoideus beginnend, nach kaudal dem Sulcus deltoideo pectoralis folgend. Da der Muskel durch ein intermuskuläres Septum in zwei abgeschlossene Kammern und multiple Septen in Subkompartimente unterteilt ist, müssen außer der Faszienspaltung zusätzliche Inzisionen des Epimysiums durchgeführt werden. Am *Oberarm* erfolgt der Zugang zur Dekompression des vorderen und hinteren Kompartments je nach Begleitverletzung. Im Falle einer Gefäßverletzung wird die Inzision medial gewählt. Bei osteosynthetischer Versorgung des Humerus erfolgt der Zugang von lateral.

Das volare Kompartment des *Unterarms* wird durch eine volar-ulnare Inzision entlastet. Wesentlich ist die Durchtrennung des unelastischen Lacertus fibrosus (Abb. 23), welcher zusammen mit dem M. pronator teres und der Bizepssehne einen V-förmigen Schlitz zum Durchtritt von A. brachialis und N. medianus bildet [36]. Die Loge der oberflächlichen Beuger wird über dem M. flexor carpi ulnaris eröffnet. Durch Abdrängen dieses Muskels nach ulnar wird das tiefe Kompartment erreicht. Bei der Entlastung der tiefen Beugemuskeln ist eine Verletzung des ulnaren Gefäßnervenbündels zu vermeiden. Die Dekompression beinhaltet die Exploration des N. medianus, der zwischen M. flexor digitorum superficialis und M. flexor pollicis longus eingescheidet ist und hier eingeengt sein kann. Distal muß das Lig. carpi transversum mit durchtrennt werden. Die Entlastung der Streckmuskulatur geschieht durch radialseitige Eröffnung der Unterarmfaszien. Die Mm. brachioradialis, extensor carpi radialis longus und brevis entspringen im distalen Anteil des ventralen Kompartments des Oberarms und müssen, da sie in eine eigene Faszienhülle eingescheidet sind, isoliert entlastet werden.

An der *Hand* wurde bereits 1920 von Finochietto [55] ein KS der Interosseusmuskulatur beschrieben. Die Entlastung der Interosseuskompartments der Langfinger geschieht nach Buck-Gramcko [19] am leichtesten von dorsal, wobei entweder längs- oder leicht bogenförmige Hautschnitte über dem 2. und 4. Mittelhandknochen für die jeweils benachbarten Interosseuskompartments geführt werden. Thenar und Hypothenar werden von palmar entlastet. Der Karpaltunnel und das Retinakulum werden von einer S-förmigen Hohlhandinzision zusammen mit der Guyon-Loge eröffnet. Der motorische Thenarast des N. medianus ist unbedingt zu schonen.

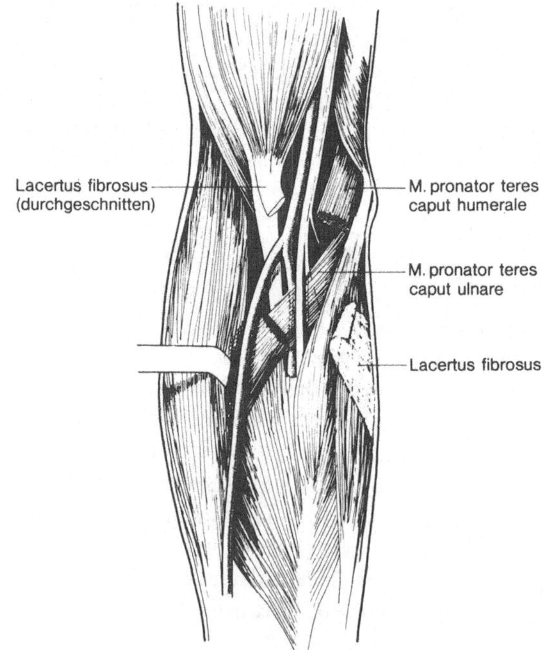

Abb. 23. Schematische Darstellung der Ellenbeuge nach Durchtrennung des Lacertus fibrosus und Teilresektion des Caput humerale vom M. pronator teres

8. 3. 2 Dekompression an der unteren Extremität

Der Zugang zur Entlastung der *Glutealmuskulatur* erfolgt knapp distal und parallel zur Crista iliaca oder wie beim dorsalen Zugang zum Hüftgelenk (Abb. 24). Die Entlastung des M. glutaeus maximus erfordert neben der Fasziotomie zusätzliche Inzisionen im Sinne einer Epimysiotomie. Entscheidend ist die Faszienspaltung der Mm. glutaeus medius und minimus. Der M. tensor fasciae latae muß zusätzlich dekomprimiert werden.

Am *Oberschenkel* erfolgt die Entlastung durch eine dorsolaterale Längsinzision und Spaltung der Fascia lata in typischer Weise, wie beim Zugang auf das Femur, allerdings etwas mehr dorsal. Die Beugerloge wird unter dem Septum intermusculare eröffnet und entlastet. Bei Exploration des medialen Gefäßnervenbündels kann vom selben Zugang die Beuge- und Streckmuskulatur dekomprimiert werden. Bei Einblutung in die Adduktoren müssen der in einer geschlossenen Faszienloge befindliche M. adductor longus sowie die Mm. adductor magnus und brevis zusätzlich entlastet werden.

Die vier *Unterschenkelkompartments* können prinzipiell durch 3 Methoden eröffnet werden:
1. die bilaterale Inzision,
2. die parafibulare Dekompression,
3. die Fibularesektion.

Die bilaterale Inzision von Mubarak u. Owen [149] eignet sich nach unseren Erfahrungen nur zur prophylaktischen Fasziotomie [40, 41]. Die Eröffnung des vorderen und seitlichen Kompartments erfolgt durch eine anterolaterale Hautinzision 2 cm ventral der Fibula im proximalen und mittleren Unterschenkeldrittel. Die Haut wird proximal und distal etwas

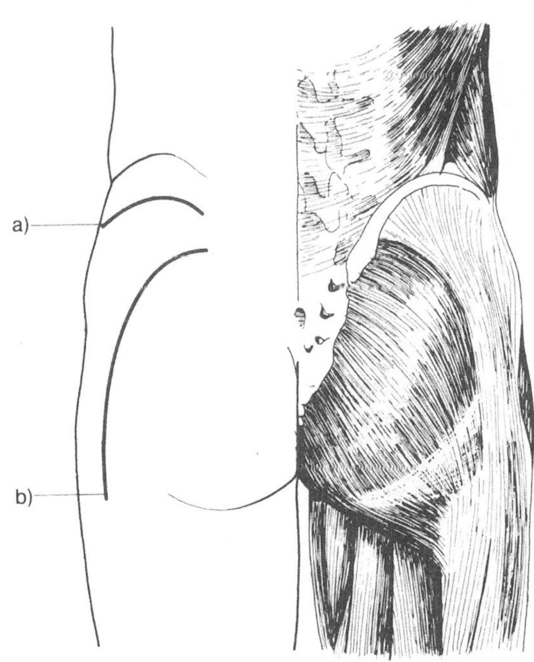

Abb. 24a, b. Hautinzision zur Entlastung der Glutealmuskulatur:
a distal und parallel zur crista iliaca, **b** Zugang nach Marcy-Fletcher-Müller

unterminiert, um eine bessere Übersicht über die Faszie zu gewinnen. Die Faszien beider Kompartments werden zunächst quer gespalten, um das vordere Septum intermusculare zu identifizieren. Der N. peronaeus superficialis liegt im lateralen Kompartment unmittelbar dorsal des Septum intermusculare. Zur Dekompression beider Kompartments werden die geöffneten Branchen einer langen stumpfen Schere nach proximal in Richtung Patellaspitze und distal in Richtung der Großzehe vorgeschoben. Für die Spaltung des Lig. transversum cruris ist u. U. eine zweite Incision notwendig. Bei Spaltung des lateralen Kompartments liegt die Faszienöffnung im Niveau des Fibulaschafts (Abb. 25).

Die Entlastung des oberflächlichen und tiefen dorsalen Kompartments erfolgt über eine gemeinsame posteromediale Hautinzision 2 cm dorsal der tastbaren Tibiahinterkante im distalen Unterschenkeldrittel (Abb. 25). V. saphena magna und N. saphenus werden nach ventral weggehalten. Durch eine Querinzision kann das Septum zwischem tiefem und oberflächlichem dorsalen Kompartment indentifiziert werden. Zunächst wird das oberflächliche dorsale Kompartment dekomprimiert. Besonderes Augenmerk muß dem tiefen dorsalen Kompartment gelten, dessen Faszie häufig ignoriert wird. Infolge seiner Weichteilummantelung durch den M. soleus ist es direkter Palpation nicht zugänglich. Erst im distalen Unterschenkeldrittel wird es von den Muskelmassen des Triceps surae freigegeben und sollte nach Identifizierung der Sehne des M. flexor digitorum longus sicher dekomprimiert werden.

Die *unilaterale parafibulare Dekompression* erlaubt die Entlastung aller 4 Kompartments durch eine Hautinzision (Abb. 26) [135]. Die Hautinzision liegt über der gesamten Länge der Fibula, direkt darunter erfolgt die Faszienspaltung für das laterale Kompartment (Abb. 26a). Das vordere Kompartment wird durch Weghalten der Haut nach ventral erreichbar (Abb. 26b). Das dorsale oberflächliche Kompartment läßt sich durch Weghalten der Haut nach dorsal darstellen (Abb. 26c). Nach Ablösen des lateralen Kompartments von seiner dorsalen Faszie werden die Mm. peronaei nach vorne und der M. triceps surae nach dorsal weggehalten. Hierdurch spannt sich die Faszie zwischen Fibula und dem tiefen Blatt der Fascia cruris an. Ihre Inzision entlastet das tiefe dorsale Kompartment (Abb. 26d).

Die Durchtrennung des Lig. transversum cruris und bei der therapeutischen Fasciotomie auch des Lig. cruciforme ist um so wichtiger, je weiter distal die Verletzung liegt. Ischämien des Fußes erfordern ebenfalls ihre Durchtrennung.

Die *Fibularesektion* (Abb. 27) gestattet die Eröffnung aller 4 Kompartments von einem Zugang aus [51, 52, 101]. Das Wadenbein wird dabei subperiostal 8 cm proximal des Außenknöchels bis unmittelbar unterhalb der proximalen tibiofibularen Syndesmose reseziert. Der Eingriff sowie die Verletzungsgefahr des N. peronaeus ist jedoch wesentlich größer, so daß er zugunsten der parafibularen Dekompression endgültig verlassen werden sollte. Ein weiterer Nachteil der subtotalen Fibularesektion ist der Stabilitätsverlust, den man in Grenzfällen, prophylaktisch oder auch im Kindesalter nicht vertreten kann.

Am Fuß besteht das Problem der Entlastung nicht nur in der Eröffnung der Muskellogen der kurzen Fußmuskeln, sondern vor allem in einer ausreichenden Entlastung der Haut. Die Druckkonstruktion der Planta pedis bewirkt die Ablagerung von Blut und Lymphe vorwiegend im Fußrückenbereich [107]. Die Indikation zur Entlastung von Haut und Muskeln besteht bei schweren Fußverletzungen mit und ohne Knochenverletzung. Der laterale Zugang einschließlich Durchtrennung des Retinaculum musculi extensorum interferius verläuft zwischen dem 4. und 5. Strahl über dem Fußrücken. Falls notwendig, wird medialseitig zusätzlich die Haut über dem 1. Mittelfußstrahl inzidiert.

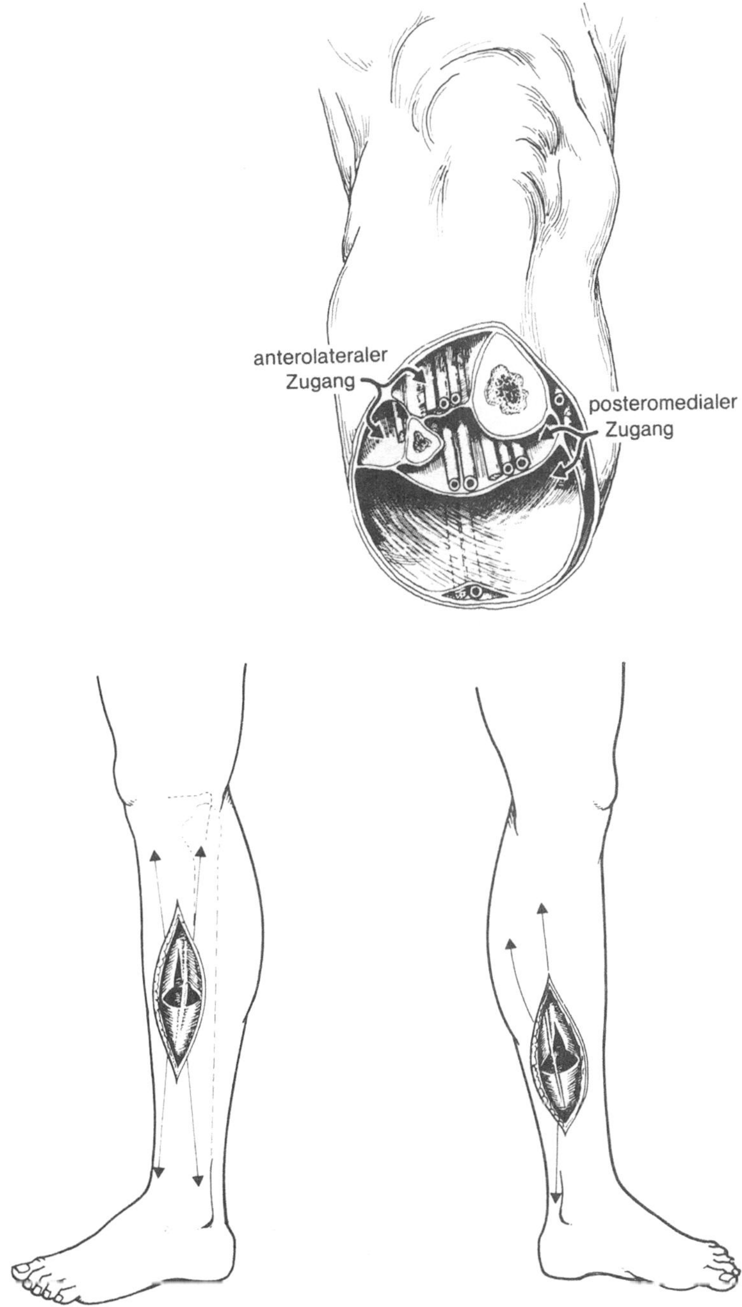

Abb. 25. Anterolateraler und posteromedialer Zugang bei der bilateralen Inzision am Unterschenkel

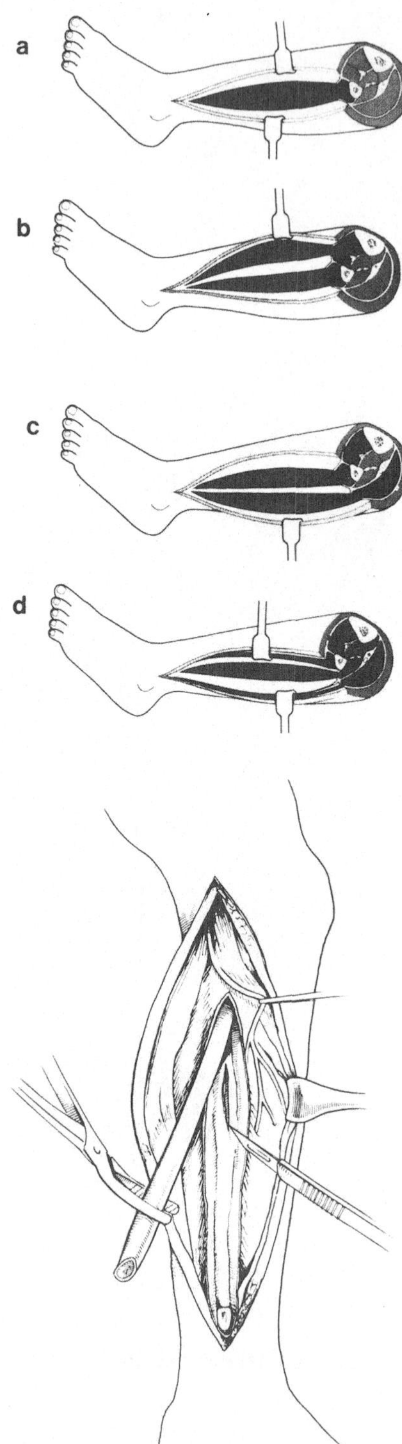

Abb. 26a–d. Parafibulare Dekompression des vorderen (**b**) und seitlichen (**a**) Unterschenkelkompartments sowie des oberflächlichen (**c**) und tiefen (**d**) dorsalen Kompartments nach Matsen et al. [137]

Abb. 27. Subtotale Resektion der Fibula und Eröffnung aller 4 Unterschenkelkompartments

Die drei Kompartments im Bereich der Planta pedis lassen sich durch medial und lateral gelegene Längsinzisionen entlasten. Eine andere Möglichkeit ist die quere Durchtrennung der Plantaraponeurose nahe dem Ursprung am Calcaneus, wodurch jedoch die Biomechanik des Fußgewölbes negativ beeinfluß wird.

8.4 Behandlung des funktionellen Kompartmentsyndroms

Das funktionelle KS findet sich überwiegend bei Sportlern, Militärrekruten und Polizisten im vorderen und seitlichen Kompartment des Unterschenkels (Abb. 28). Sofern keine Faszienhernien, bevorzugt an der Austrittsstelle des N. peronaeus superficialis, für die Beschwerden verantwortlich zu machen sind, handelt es sich um eine Volumenzunahme der Muskelmasse durch das Training bei vorbestehender Muskelhypertrophie. Differential-diagnostisch müssen eine Tendosynovitis der Extensoren, Streßfrakturen und Muskelkater ausgeschlossen werden.

Die *akute* Form des funktionellen KS verlangt die sofortige Dekompression, wie das manifeste KS anderer Ätiologie.

Bei der *chronischen* Form ist die Indikation zur Dekompression nicht dringend. Die Diagnose muß mittels Druckmessung in den schmerzenden Kompartments während und unmittelbar nach einem standardisierten Provokationstest gesichert sein. Therapeutisch ergeben sich 2 Möglichkeiten:

1. Der Patient muß über die Möglichkeit der Reduzierung seiner sportlichen Aktivitäten aufgeklärt werden. Aufgrund persönlicher Erfahrung ist dem Patienten dieses Phänomen der Schmerzlinderung meistens bekannt.

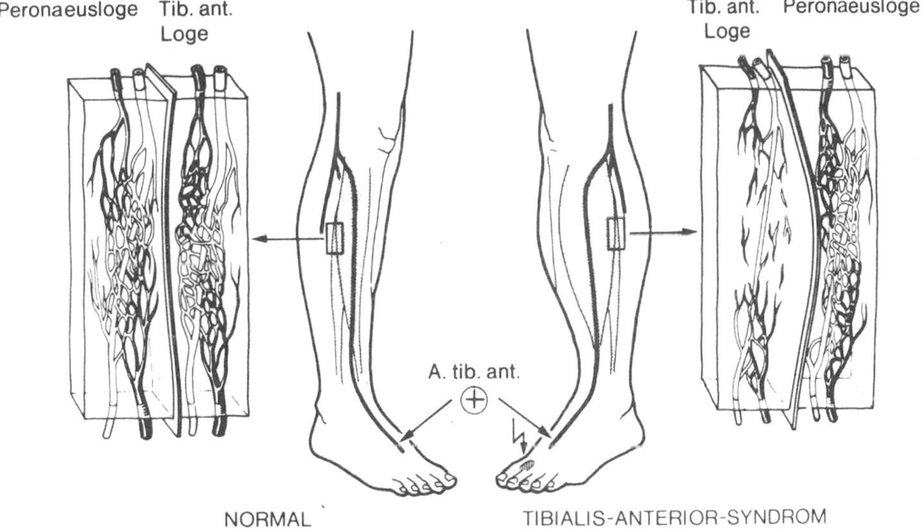

Abb. 28. Schematische Darstellung der Entwicklung eines funktionellen Tibialis-anterior-Syndroms durch Muskelhypertrophie

2. Besteht ein unveränderter Wunsch nach sportlicher Aktivität oder sind diese berufsbedingt vorgegeben, ist die Fasziotomie indiziert. Je nach Befall des vorderen, evtl. auch seitlichen Kompartments erfolgt der Zugang über limitierte Hautinzisionen im mittleren Unterschenkeldrittel. Nach Identifizierung des Septum intermusculare laterale erfolgt zunächst die Querinzision, dann die Längsinzision der Faszie, wie bei der bilateralen prophylaktischen Fasziotomie. Peroperativ wird der subfasziale Gewebsdruck dokumentiert. Er sollte zum Schluß der Operation unter 10 mm Hg liegen. Da mit keiner postischämischen Schwellung zu rechnen ist, wird die Haut primär verschlossen. Findet sich präoperativ eine Muskelhernie im Bereich der Austrittsstelle des N. peronaeus superficialis, sollte die Hautinzision über der Hernie liegen sowie der Fasziendefekt in die Fasziotomie mit einbezogen werden. Ein Verschluß der Hernie ist kontraindiziert [112, 125, 137, 170, 212, 240].

Die Dekompression der Tibialis-anterior-Loge unmittelbar vor dem Septum intermusculare ist aus 3 Gründen einer tibianahen Faszienspaltung vorzuziehen:

1. Die Hautinzision liegt weiter lateral und ergibt ein besseres kosmetisches Resultat.
2. Die Faszie ist über dem Muskelbauch nahe dem Septum wesentlich leichter zu inzidieren als knochennah.
3. Es besteht eine geringere Infektionsgefahr für den Knochen, wenn die Dekompression ausschließlich über den Weichteilen erfolgt.

Nach kurzer Hospitalisation wird der Patient angehalten, einen Stützverband für 14 Tage zu tragen. 3 Wochen post operationem können leichte sportliche Aktivitäten wieder aufgenommen werden. Nach 6 Wochen ist keinerlei Beschränkung mehr notwendig. Kontrollen der Gewebsdruckmessung sollten in Ruhe und unter Belastung erfolgen, wenn der Patient nicht beschwerdefrei geworden ist.

Garfin et al. [63] fanden experimentell einen Kraftverlust des Muskels von 15% nach Fasciotomie. Inwieweit diese Ergebnisse auf den Menschen übertragbar sind, ist nicht bekannt. Für die Behandlung des manifesten KS ist diese Überlegung nicht relevant, da die Dekompression der von der Nekrose bedrohten Muskulatur absolute Priorität vor einem eventuellen geringen Kraftverlust hat. Für das funktionelle KS scheint die mögliche Kraftminderung nach den Ergebnissen von Matsen [125] und Reneman [184] bedeutungslos zu sein. Die Verlaufskontrollen der eigenen Fälle bestätigen dies.

9 Folgezustände des unbehandelten Kompartmentsyndroms

Kontrakturen als Folgen ischämischer Muskelnekrosen treten am häufigsten im Bereich der Beugemuskulatur des Unterarms und des tiefen dorsalen Kompartments des Unterschenkels auf. Bei dem Begriff „Volkmann-Kontraktur" denkt man zunächst an Deformitäten der oberen Extremität. Die Erstbeschreibung Volkmanns [227] betrifft jedoch eine ischämische Kontraktur der Unterschenkelbeugemuskulatur. 1956 wies Seddon [206] auf die Bedeutung des tiefen dorsalen Unterschenkelkompartments hin. Entsprechend der Ätiologie – Verkehrsunfälle, Sportunfälle, Drogenintoxikation – finden sich Kompartmentsyndrome und ihre Folgezustände heutzutage im überwiegenden Teil an der unteren Extremität.

9.1 Folgezustände an der oberen Extremität

Die Volkmann-Kontraktur betrifft an der oberen Extremität vorwiegend die Unterarmbeugemuskulatur. Seltener sind die Streckmuskulatur, Radialextensoren oder die Handbinnenmuskulatur betroffen. Bei narbiger Schrumpfung der Beugemuskulatur besteht eine fixierte Pronationsstellung des Unterarms und Flexionskontraktur des Handgelenks und der Finger. Die Krallenstellung der Finger bei gestrecktem Handgelenk läßt sich in entsprechender Entlastungsstellung, also bei gebeugtem Handgelenk, aufheben. Bei isolierter ischämischer Kontraktur der Handbinnenmuskulatur findet sich eine Deformität, die in der Literatur als sog. „Intrinsic-plus"-Stellung bezeichnet wird. Durch den Zug der fibrös veränderten Mm. interossei entsteht eine fixierte Streckung im Mittel- und Endgelenk bei fixierter Streckung im Grundgelenk. Erst die Entlastungsstellung im Grundgelenk, d.h. in Beugung, läßt eine Beugung auch im Mittel- und Endgelenk zu. Dieses Phänomen wird als „Intrinsic-plus"-Test bezeichnet.

Neben einer Schädigung der Muskulatur kommt es zu Störungen der motorischen und sensiblen Nervenleitfähigkeit. Schließlich können akrale Durchblutungsstörungen bestehen (s. Abb. 44).

Bei isolierter ischämischer Kontraktur der Thenarmuskulatur kommt es zu einer fixierten Adduktionskontraktur des Daumens.

Makroskopisch weist die zugrundegegangene Muskulatur eine gelbe Farbe auf. Die Zellverbände lassen sich mühelos dissoziieren, wobei die architektonische Gliederung aufgrund der Nekrose verlorengegangen ist. Bei länger zurückliegender Ischämie kommt es zu einer derben weißlichen Narbenbildung. Es kann der gesamte Muskel betroffen oder nur eine partielle Nekrose aufgetreten sein. Mikroskopisch finden sich Muskelnekrosen sowie eine ausgeprägte interstitielle Fibrose bei einzelnen erhaltenen vitalen Muskelfasern (Abb. 29).

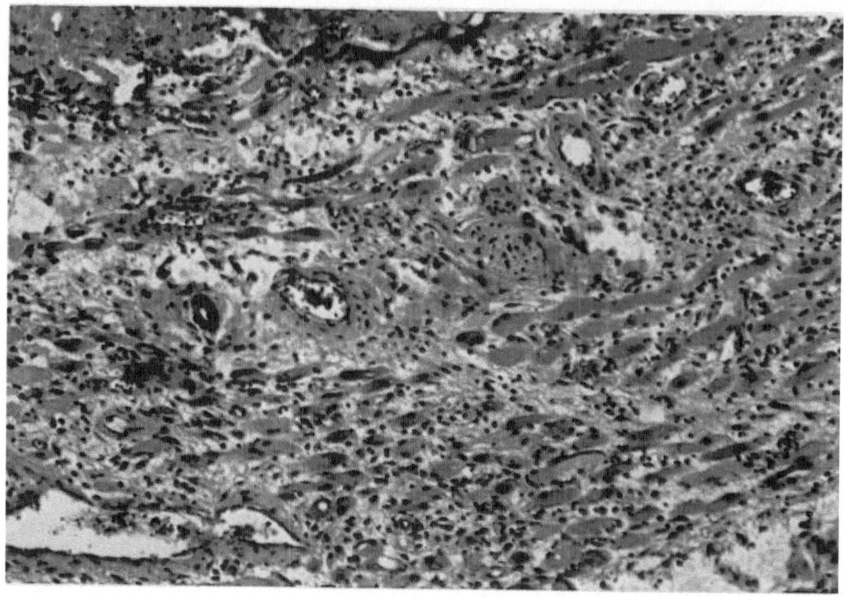

Abb. 29. Querschnitt durch den M. tibilias anterior 8 Monate nach Trauma: ausgeprägte Fibrosierung mit interstitieller Zellinfiltration. Dissoziation verbliebener vitaler Muskelfasern durch Narbengewebe (He-Färbung, Vergr. 80:1)

9.2 Folgezustände an der unteren Extremität

An der unteren Extremität ist vor allem der Unterschenkel mit seinen 4 Faszienlogen betroffen. Von geringerer funktioneller Bedeutung sind ischämische Nekrosen der Fußbinnenmuskulatur.

Das wahrscheinlich am häufigsten übersehene KS des tiefen dorsalen Kompartments führt im ausgeprägten Endzustand zu einer kontrakten Krallenzehenbildung, einer Cavusstellung des Fußes aufgrund einer Adduktionsfehlstellung des Vorfußes. Desweiteren findet sich eine Tendenz zur Varusfehlstellung der Ferse [98, 102, 124]. Die Cavusstellung des Fußes ist Folge einer Kontraktur der Mm. tibialis posterior, flexor digitorum longus und flexor hallucis longus. Die Adduktionsstellung des Vorfußes resultiert aus der Kontraktur des M. tibialis posterior, die Krallenzehenbildung aufgrund der narbenbedingten Verkürzung der Mm. flexor digitorum longus und hallucis longus. Es finden sich Sensibilitätsstörungen der Fußsohle, bei Asensibilität kann es zu trophischen Störungen kommen.

Der alleinige Befall der Tibialis-anterior-Loge führt zu einer Fußheber- und Zehenheberschwäche. Das klinische Bild entspricht einer Lähmung des N. peronaeus profundus. Dementsprechend finden sich Sensibilitätsstörungen im ersten Zwischenzehenraum. Es entstehen nur in seltenen Fällen Kontrakturen der Muskeln des vorderen Kompartments.

Bei einer ischämischen Schädigung der Mm. peronaei ist die Pronation des Fußes aufgehoben. Am Fußrücken finden sich Sensibilitätsstörungen entsprechend dem Ausbreitungsgebiet des N. peronaeus superficialis. Auch die narbige Umwandlung der Peronaeusloge führt zu keiner Kontraktur.

Das oberflächliche dorsale Kompartment ist am seltensten von ischämischen Nekrosen betroffen. Kommt es zu einer Kontraktur des M. triceps surae ist die Folge eine Equino-varusdeformität, da die Achillessehne dorsal und medial der Sprunggelenkachse verläuft. Es treten keine Sensibilitätsstörungen auf, da durch das oberflächlich dorsale Kompartment kein wesentlicher Nerv verläuft.

9.3 Behandlung der Folgezustände

Eine konservative Behandlung manifester Kontrakturen ist sinnlos. Krankengymnastische Übungsbehandlungen, Quengel- und Elektrisierungsbehandlung verschleiern den Ernst der Situation und führen zum Zeitverlust für wiederherstellende Maßnahmen [183]. Rekonstruktive Eingriffe an Muskeln, Sehnen und Nerven müssen für jeden Fall individuell geplant werden. Die Behandlung der Spätschäden einer Volkmann-Kontraktur hat 3 Ziele:
1. Wiederherstellung der Nervenfunktion,
2. Ersatz ausgefallener Muskelfunktion,
3. Beseitigung der Gelenkkontraktur.

9.3.1 Behandlung an der oberen Extremität

Da periphere Nerven sehr regenerationsfähig sind, müssen in nekrotische Muskulatur eingemauerte Nerven sorgfältig aus der gesamten umgebenden Nekrose befreit werden. Nekrotische Muskelmassen werden anläßlich der Neurolyse großzügig exzidiert, damit der freigelegte Nerv in gut durchblutetes Gewebe zu liegen kommt. Erst unter dem Operationsmikroskop kann entschieden werden, ob es sich lediglich um eine epineurale oder auch intraneurale Fibrosierung handelt. Im letzteren Fall muß eine interfaszikuläre Neurolyse durchgeführt werden. Bei langstreckiger Faszikelschädigung kommt nur eine Nerventransplantation in Frage. Der am häufigsten und schwersten betroffene Nerv ist der N. medianus.

Zum Ersatz der ausgefallenen Muskelfunktion erfolgt die Exzision nekrotischer Muskelareale in Verbindung mit folgenden Methoden:
1. Die Verlängerungstenotomie der tiefen Beugersehnen und Vereinigung mit den Sehnen der oberflächlichen Beuger.
2. Die Desinsertion der Beugemuskeln vom Ansatz am distalen Oberarm nach Scaglietto [201] ist möglich, wenn noch genügend kontraktile Muskelsubstanz vorhanden ist. Diese Operation schließt eine Abtragung des Epicondylus ulnaris und Verlagerung des N. ulnaris ein. Die Mm. pronator teres und quadratus müssen ebenfalls abgelöst werden.

Frühestens 6–12 Monate nach Exzision nekrotischer Muskulatur sollten Sehnenumlagerungsoperationen erfolgen. Der M. extensor carpi radialis ist als Motor der zerstörten Unterarmbeugemuskulatur gut geeignet. Eine andere Möglichkeit besteht in der Tenodese der Profundussehnen am Handgelenk bei erhaltenen Handgelenkstreckern. Beugung und Streckung im Handgelenk ermöglichen einen automatischen Faustschluß durch Heben und Senken der Hand [18]. Bei Ausfall der Daumenopposition besteht die Möglichkeit zum Transfer der M.-abductor-digiti-quintii-Sehne auf den M. abductor pollicis brevis.

Durch die Fortentwicklung der mikrochirurgischen Technik mit der Möglichkeit, Gefäße mit einem halben Millimeter Durchmesser und weniger zu anastomosieren, können freie Haut-Muskellappen-Verpflanzungen, z.B. von M. tensor fasciae latae, M. sartorius oder M. latissimus dorsi erfolgen [7, 183].

Zur Beseitigung der Gelenkkontrakturen in der sog. „Intrinsic-plus"-Position bedarf es spezieller operativer Verfahren. Bei totaler Nekrose der Mm. interossei werden die Interosseus-Sehnen tenotomiert. Zur Beseitigung der Kontrakturen der Langfingermittelgelenke werden die Seitenzügel der Steckaponeurrose exzidiert, ein Operationsverfahren, das als „Littler's Release" bekanntgeworden ist [117].

9. 3. 2 Behandlung an der unteren Extremität

Die Behebung von Par- und Dysästhesien ist die Voraussetzung für eine Normalisierung der Sensibilität. Ohne eine ausreichende Schutzsensibilität kann es zu trophischen Störungen, wie Druckulzera, bis hin zu septischen Luxationen, kommen. Nach Untersuchungen von Kikuchi et al. [102] ist die Regenerationsfähigkeit sensibler Anteile neurolysierter Nerven besser als die der motorischen Fasern.

Die Fußheberschwäche nach KS der Tibialis-anterior-Loge behindert die Patienten erheblich. Zwei operative Verfahren mittels Sehnentransfer sind geeignet, die Fußhebung wieder herzustellen. Bei erhaltenem M. peronaeus longus wird seine Sehne nach Durchtrennung proximal des Ansatzes in die Tibialis-anterior-Loge geführt und über einen Knochenkanal im Os cuneiforme II unter Spannung mit sich selbst vernäht [109]. Die am Ansatz ebenfalls abgetrennte Sehne des M. peronaeus brevis wird auf den Sehnenstumpf des M. peronaeus longus genäht.

Ist die Peronaeusmuskulatur ebenfalls zugrunde gegangen, kann durch Transposition der Sehne des M. tibialis posterior auf das Os cuneiforme III eine Fußhebung ermöglicht werden. Betreffen die Spätfolgen auch die tiefe dorsale Muskelloge, bleiben nur versteifende oder teilversteifende Operationen an den Sprunggelenken übrig, um den Patienten ein normales Gangbild zu ermöglichen, ohne auf eine lebenslange apparative Versorgung angewiesen zu sein.

Gelenkkontrakturen lassen sich durch großzügige Exzision von Muskelnekrosen und schlecht durchblutetem Narbengewebe lösen. Häufig ist bei Verkürzung des M. triceps surae eine Verlängerungstenotomie der Achillessehne und der Mm. tibialis posterior, flexor digitorum longus und flexor hallicus longus notwendig. Reichen diese Maßnahmen nicht aus, müssen sie mit einer Kapsulotomie des Sprunggelenks kombiniert werden. Zur Beseitigung der Krallenzehen, die durch Gelenkkontrakturen fixiert sind, kann die Resektion der Zehenmittelgelenke erforderlich werden.

10 Eigene Untersuchungen

10. 1 Patientenkollektiv

Seit 1976 wird das Krankheitsbild des KS als posttraumatische oder postoperative Komplikation erfaßt (Tabelle 4). Die im gleichen Zeitraum dokumentierten Thrombosen waren
wesentlich häufiger als diagnostizierte KS.

Das in der vorliegenden Arbeit ausgewertete Patientengut stützt sich auf insgesamt 177
Patienten, von denen es sich in 139 Fällen um Männer und in 38 Fällen um Frauen handelt.
In 4 Fällen fanden sich 2 KS unterschiedlicher Lokalisation. Ein polytraumatisierter Patient wies 3 KS unterschiedlicher Lokalisation auf. Insgesamt fanden sich unter den 177
Patienten 183 KS. Die folgenden Zahlenangaben auf den Abbildungen und im Text beziehen
sich auf die KS. In 164 Fällen kam das Krankheitsbild zur Ausheilung, 19 KS entfielen auf
polytraumatisierte verstorbene Patienten. 112 KS wurden nachuntersucht, in 52 Fällen
erfolgte die Beurteilung des Ausheilungsergebnisses anhand der stationären und ambulanten
Aufzeichnungen, einschließlich der in 20 Fällen vorliegenden Gutachten (Abb. 30).

Der Zeitraum zwischen Diagnosestellung des KS und Nachuntersuchung lag zwischen
6 Monaten und 5 Jahren.

10. 2 Nachuntersuchungskriterien

Bei den nachuntersuchten Patienten wurden folgende Befunde erhoben:
1. Subjektiver Befund.
2. Allgemeinzustand, Gangbild und Körperhaltung.
3. Untersuchungsstatus der Extremitäten nach der Neutral-0-Methode [33].
4. Motilität und Tonusprüfung der Muskulatur.
5. Sensibilität und Reflexprüfung der Extremität.
6. Überprüfung auf trophische, vasomotorische Funktionsstörungen.
7. Arterieller und venöser Gefäßstatus.
8. Fotodokumentation manifester Spätschäden.
9. Bei manifesten Spätschäden in Einzelfällen Probeexzision der geschädigten Kompartments.

Die Dokumentation der erhobenen Nachuntersuchungsbefunde wurde zusammen mit
den wichtigsten Daten der Krankenakten in einem Protokoll fixiert (s. Anhang).

Tabelle 4. Zusammenstellung stationär behandelter Patienten mit geschlossenen und offenen Frakturen 1976–1983. Gegenüberstellung der phlebographisch nachgewiesenen Thrombosen und dokumentierten KS

	1976	1977	1978	1979	1980	1981	1982	1983	Σ
Stat. Pat.	2137	2308	2337	2448	2541	2697	2756	2731	19955
Fr G	585	630	701	751	676	721	676	666	5406
Fr O	121	140	137	157	170	191	153	142	1211
Nachgew. Thromb.	32	35	16	23	17	28	33	30	214
KS	3	8	12	21	36	41	27	35	183

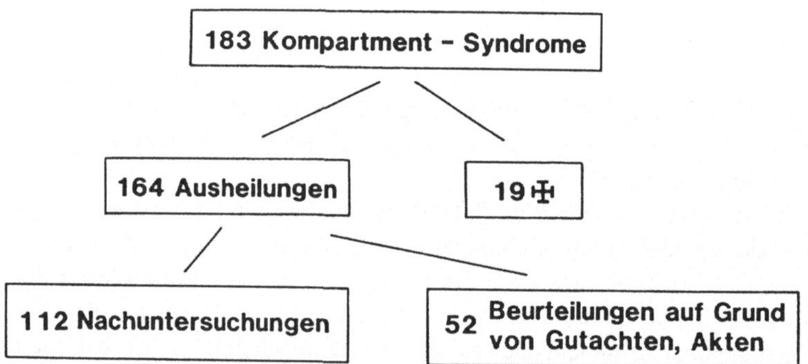

Abb. 30. Übersicht über die Beurteilung des Ausheilungsergebnisses von 183 Kompartmentsyndromen

10.3 Ergebnisse

10.3.1 Altersverteilung und Lokalisation

Die Altersverteilung der Patienten zeigt einen deutlichen Gipfel in der 2. und 3. Lebensdekade (Abb. 31), analog der Altersgruppenverteilung polytraumatisierter Patienten. Unter den 183 KS, die teilweise verspätet in unsere Behandlung eintraten, waren 133mal der Unterschenkel, 16mal der Oberschenkel, 12mal der Oberarm, 9mal der Unterarm, 6mal der Fuß, 4mal die Hand und in 3 Fällen die Glutealregion betroffen (Tabelle 5).

Von den 133 Unterschenkel-KS waren in 116 Fällen (87%) Frakturen die auslösende Ursache (s. Tabelle 10). 70mal handelte es sich um offene, 46mal um geschlossene Frakturen. In 9 Fällen lag eine periphere Ischämie nach Verletzung der A. femoralis oder poplitea vor. In 4 Fällen waren schwere Kontusionen, in 2 Fällen postoperativ falsch angelegte Verbände im Unterschenkelbereich für die Entwicklung eines KS verantwortlich. 2 Patienten wurden wegen eines funktionellen Tibialis-anterior-Syndroms der chronischen Form behandelt. In beiden Fällen ließ sich der präoperativ erhöhte Ruhedruck als auch der durch einen 400-m-Lauf provozierte Druckanstieg und pathologisch verlangsamte Druckabfall durch die Operation normalisieren.

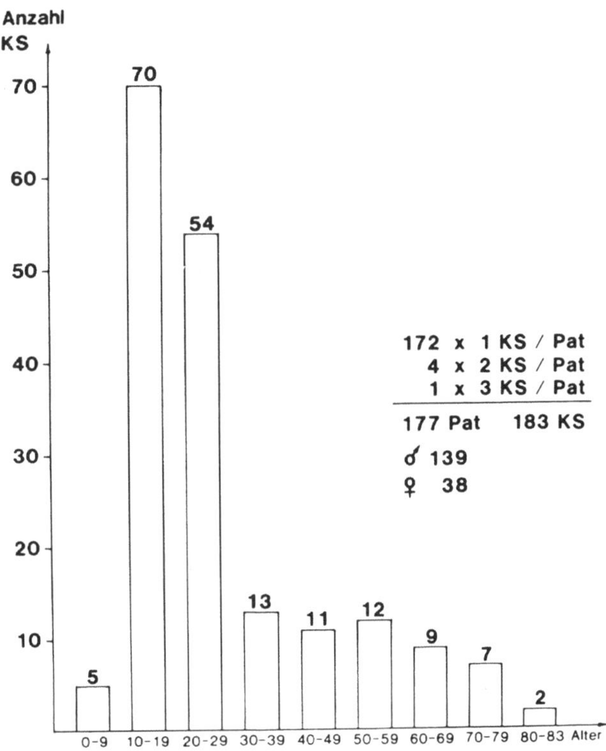

Abb. 31. Altersgruppenverteilung von 183 Kompartmentsyndromen

Tabelle 5. Lokalisation von 183 Kompartmentsyndromen, 1976–1983

Unterschenkel	133
Oberschenkel	16
Oberarm	12
Unterarm	9
Fuß	6
Hand	4
Glutealregion	3
	183

10. 3. 2 Spätfolgeschäden

Unter den Überlebenden erfolgte in 140 Fällen die Faszienspaltung, 24 KS wurden konservativ behandelt. 85 operativ behandelte KS heilten folgenlos aus. Bei 55 KS waren Spätfolgen zu beobachten. Unter den konservativ behandelten Patienten fanden sich 19mal (79%) Spätfolgeschäden (Abb. 32). Die Verteilung der neuromuskulären Ausfälle geht aus

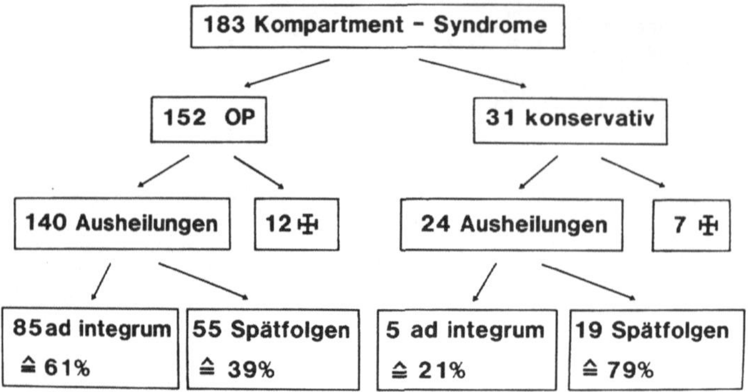

Abb. 32. Übersicht über das Ausheilungsergebnis operierter und konservativ behandelter Patienten mit Kompartmentsyndromen

der Tabelle 6 hervor. Die Spätfolgeschäden betrafen am häufigsten die Muskeln und Nerven der Tibialis-anterior-Loge. An zweiter Stelle fanden sich Beugekontrakturen durch Befall des tiefen dorsalen Unterschenkelkompartments. Bei den 140 fasziotomierten KS wurde 9mal die Amputation des betroffenen Gliedmaßenabschnitts notwendig, bei den 24 konservativ behandelten Patienten mußte 2mal eine Amputation durchgeführt werden. 32 der 140 operativ behandelten KS entwickelten einen Infekt. Dies entspricht einer Infektionsrate von 23%. Mit 9 Infektionen unter den 24 konservativ behandelten Patienten lag die Infektionsrate bei 38%.

10. 3. 3 Einfluß des Zeitfaktors auf Spätfolgeschäden

Da der Zeitfaktor eines bestehenden KS für das Auftreten von Spätfolgeschäden von großer Bedeutung ist, wurden alle operativ behandelten Patienten entsprechend dem Zeitintervall zwischen Trauma und Dekompression retrospektiv in 4 Gruppen eingeteilt (Tabelle 5):
1. Dekompression innerhalb der ersten 6 h nach dem Trauma,
2. Dekompression 6–12 h nach dem Trauma,
3. Dekompression 12–24 h nach dem Trauma,
4. Dekompression später als 24 h nach dem Trauma.

10. 3. 4 Neuromuskuläre Defektheilungen

Die vorliegenden Ergebnisse zeigen, daß die Häufigkeit irreversibler Spätfolgeschäden mit zunehmender Zeitspanne zwischen Verletzung und Fasziotomie ansteigt. Erfolgt die Fasziotomie innerhalb der ersten 6 h, ergeben sich in 10% Spätfolgeschäden. Faszienspaltungen jenseits der 24-h-Grenze waren in 69% mit Spätfolgeschäden behaftet. Die Infektionsrate stieg ebenfalls in Abhängigkeit vom Zeitpunkt der Faszienspaltung an. Unter 63 Patienten, die innerhalb der ersten 6 h dekomprimiert wurden, kam es nur 6mal (10%)

Tabelle 6. Spätfolgeschäden bei operativ und konservativ behandelten Patienten mit Kompartmentsyndromen

	Dekompression n = 55	Konservativ n = 19
Fußheberschwäche	22	5
Großzehenheberschwäche	15	3
Zehenheberschwäche I–V	13	4
Amputation	9	2
Krallenzehenstellung	5	5
Sensibilitätsausfall Fußrücken	4	2
Sensibilitätsausfall 1. Interdigitalraum	4	3
Sensibilitätsausfall Fußsohle	2	1
Schlaffer Spitzfuß	2	2
Kontrakter Spitzfuß und Klumpfuß	2	3
Hammerzehenstellung	2	1
Krallenhand	1	1

Tabelle 7. Übersicht über die Spätfolgeschäden in Relation zum Zeitintervall zwischen Trauma und Dekompression

t (h)	n	Neuromuskul. Defizit	Infektion	Amputation
<6	63	12	6	1
6–12	28	10	7	2
12–24	23	15	5	2
>24	26	18	14	4
Σ	140	55	32	9

zu einer Infektion. Erfolgte die Faszienspaltung jenseits der 24-h-Grenze, waren unter 26 Patienten in 14 Fällen (54%) Infektionen zu verzeichnen.

10. 3. 5 Amputationen

Unter den innerhalb der ersten 6 h operierten Patienten war nur eine Amputation notwendig. Demgegenüber fand sich mit vier Amputationen eine Amputationsrate von 15% unter den 26 Patienten, die jenseits der 24-h-Grenze dekomprimiert wurden.

10. 3. 6 Einfluß der Operationstechnik auf Spätfolgeschäden

Da bis 1980 auch beim manifesten KS des Unterschenkels bilateral halbgedeckte Dekompressionen durchgeführt wurden, ab 1981 jedoch unilaterale ausgedehnte Dermatofaszio-

56

tomien zur Anwendung kamen, wurden Spätfolgeschäden und Infekte für den Zeitraum
1976–1980 und 1981–1983 getrennt analysiert. Im Zeitraum 1976–1980 wurden 66
(Tabelle 8), im Zeitraum 1981–1983 wurden 74 Fasziotomien durchgeführt (Tabelle 9).
Die Rate der Spätfolgeschäden im Zeitraum 1976–1980 lag mit 44% deutlich über dem
Prozentsatz der Spätfolgeschäden im Zeitraum 1981–1983 mit 35%. Die Infektionsrate
aller operierten KS lag im Zeitraum 1976–1980 bei 26% gegenüber einer Infektiontsrate
von 20% für die im Zeitraum 1981–1983 operierten Patienten.

Von den 66 KS im Zeitraum 1976–1980 wurden nur 26 (39%) frühzeitig, d.h. im
Stadium des drohenden KS, dekomprimiert. Für den Zeitraum 1981–1983 wurde in
45 Fällen (61%) im Frühstadium fasziotomiert. Die Rate der Spätfolgeschäden, der im
Stadium des drohenden KS dekomprimierten Muskelkompressionssyndrome ist für beide
Zeiträume wesentlich geringer als die der Patienten, die erst im Stadium des manifesten
KS operiert wurden (Abb. 33).

10. 4 Kasuistik

Im folgenden werden für die obere und untere Extremität einzelne Fallbeispiele für das
drohende, manifeste und funktionelle KS beschrieben. Irreversible Spätfolgeschäden
werden für die obere und untere Extremität dargestellt. Eine vollständige Übersicht über
das Krankengut gibt die Tabelle 6.

Tabelle 8. Spätfolgeschäden nach operativ behandelten Kompartmentsyndromen von
1976–1980

t (h)	n	Neuromuskul. Defizit	Infektion	Amputation
< 6	30	5	2	1
6–12	8	6	5	1
12–24	12	8	3	2
> 24	18	10	7	3
Σ	66	29	17	7

Tabelle 9. Spätfolgeschäden nach operativ behandelten Kompartmentsyndromen von
1981–1983

t (h)	n	Neuromuskul. Defizit	Infektion	Amputation
< 6	33	7	4	–
6–12	20	4	2	1
12–24	11	7	2	–
> 24	8	8	7	1
Σ	74	26	15	2

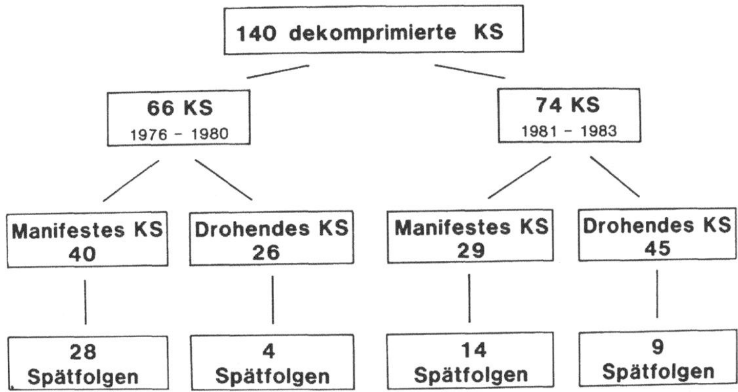

Abb. 33. Übersicht über die im Stadium des drohenden und manifesten Kompartment-syndrom operierten Patienten

Fall 1. A.B., 16 Jahre, männlich: KS der Schulter- und Oberarmmuskulatur nach Über-rolltrauma ohne knöcherne Verletzung (Abb. 34a, b). Op-Situs nach Entlastung (c). Par-tieller Hautverschluß mittels vorgelegter Nähte (d). Sekundärverschluß (e). Keine Spät-folgeschäden.

Fall 2. F.Th., 17 Jahre, männlich: Drohendes KS der oberflächlichen und tiefen Beuge-muskulatur des Unterarms unklarer Ätiologie. Möglicherweise war das Hämatom (Abb. 35a) Folge einer Selbstbeschädigung des Patienten, der kein Trauma erlitten hatte und dessen Gerinnungsparameter im Normbereich lagen. Es fanden sich sensible, diskrete motorische Ausfälle der Finger II bis V (Gewebsdruck im oberflächlichen Beugerkompartment 14,5 mm Hg). Nach Ausschluß eines Tumors, einer Gefäßverletzung und einer Ruptur eines

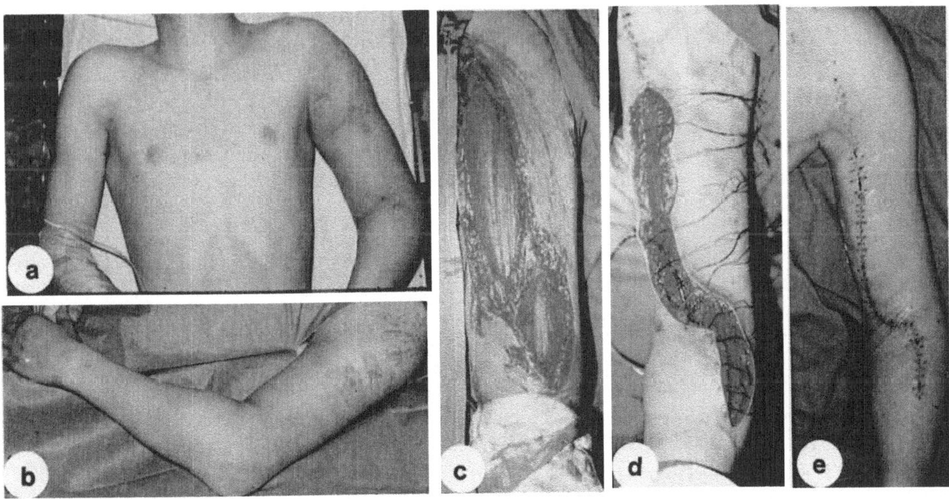

Abb. 34a–e. Fall 1

58

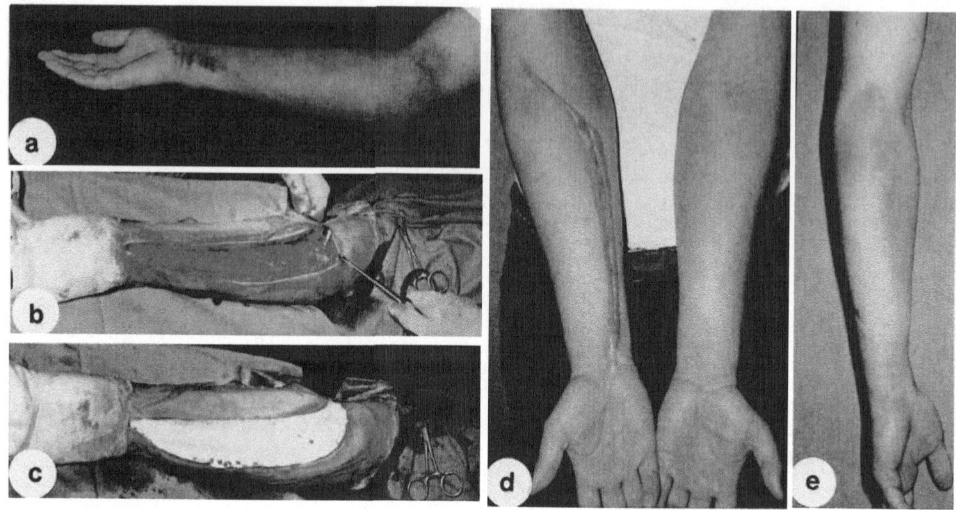

Abb. 35a–e. Fall 2

Aneurysmas erfolgte die prophylaktische Dekompression mit Revision der Nn. ulnaris und medianus wegen eines Gewebsdruckanstiegs auf 26 mm Hg (b). Verschluß der Wunde mit synthetischem Hautersatz (c). Zustand nach Sekundärnaht (d). 4 Monate später fanden sich rechtsseitig nur noch geringe Gefühlsstörungen der Volarseite des II. und III. Fingers. Linksseitig fand sich zu diesem Zeitpunkt eine weniger stark ausgeprägte Einblutung, wie seinerzeit im Bereich des rechten Unterarms (e). Da keine neurologischen Ausfälle bestanden und die Weichteile vom Palpationsbefund her unauffällig erschienen, erfolgte keine weitere Diagnostik und Therapie. Die Mitbehandlung durch die Psychosomatische Abteilung der MHH hatte den Verdacht auf Selbstbeschädigung bestätigt, deren Motiv in privaten und beruflichen Schwierigkeiten lag.

Fall 3. D. McA, 32 Jahre, männlich: Handwurzel-, Mittelhand-, Fingerfrakturen sowie ulnare Seitenbandruptur des Daumens der linken Hand. 48 h nach konservativer Behandlung der Frakturen und Seitenbandnaht am MP-Gelenk-I Entwicklung eines KS im Bereich des Handrückens (Abb. 36a, b). Subkutaner Gewebsdruck von 54 mm Hg (a). Dekompression über 2 Hautinzisionen (c). Ausheilungsergebnis unbekannt, da der britische Soldat nach Großbritannien weiterverlegt wurde.

Fall 4. J.S., 23 Jahre, männlich: Kompression und Überdehnung der linksseitigen Gesäß- und Oberschenkelmuskulatur nach Barbituratintoxikation (Abb. 37a, b). Druckstellen im Bereich der rechten Wange, beider Kniegelenke und der linken Großzehe, Spannungsblasen über beiden vorderen Beckenkämmen, Schnürfurche möglicherweise als Folge eines Gürtels. Subtotale Parese des N. ischiadicus, partielle Schädigung des N. femoralis. Gewebsdruck im Bereich des M. glutaeus medius 39 mm Hg, des M. tensor fasciae latae 36 mm Hg, des M. quadriceps 32 mm Hg, des M. biceps femoris 36 mm Hg, des M. tibialis anterior links 16 mm Hg. CPK-Anstieg auf 35000 IE/1, Myoglobinurie. Dekompression der Glutealmuskulatur des M. tensor fasciae latae, des M. quadriceps und der ischiokruralen Muskulatur (c). Ausgeprägtes subkutanes und intramuskuläres Ödem, intraoperativer Druckabfall im Bereich des M. quadriceps von 32 mm Hg auf 13 mm Hg. Wundverschluß mit synthetischem Hautersatz (d). 3 Tage nach Dekompression Sekundärnaht mit partieller Ein-

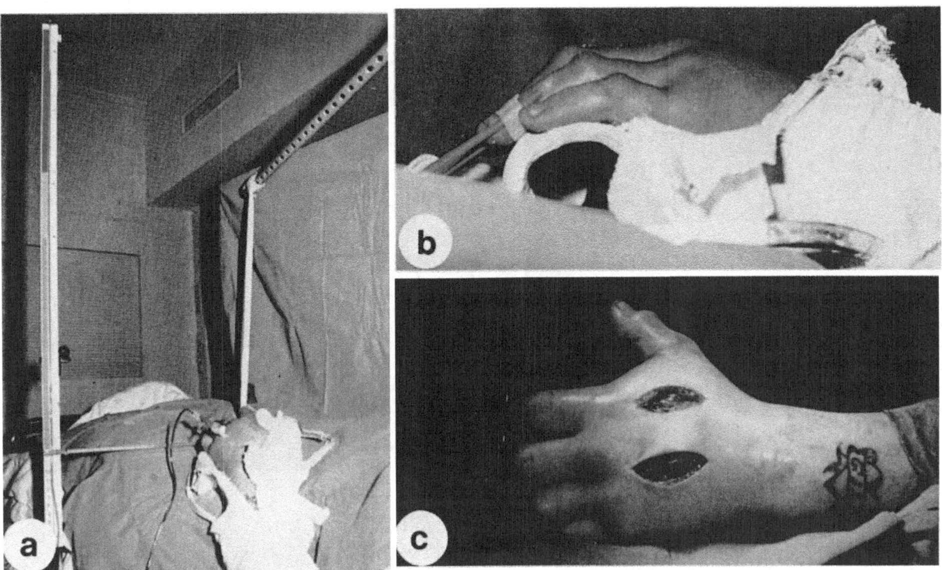

Abb. 36a–c. Fall 3

engung bei belassenem Epigard. 6 Tage nach Dekompression Tertiärnaht in Lokalanästhesie (e). In Rückbildung befindliche motorische und sensible Ausfälle des N. ischiadicus.

Fall 5. P.M., 21 Jahre, männlich: Polytrauma nach Verkehrsunfall. Sekundärverlegung 24 h nach dem Unfall bei manifestem KS und linksseitiger Oberschenkelstückfraktur (Abb. 38a). Notfallmäßige Dekompression (b) und gleichzeitige Osteosynthese der Fraktur. Wundabdeckung mit synthetischem Hautersatz (c). Sekundärnaht 11 Tage nach Dekompression nach vorausgegangener Adaptierung der Wundränder mittels Steristrips (d).

Fall 6. H.T., 72 Jahre, männlich: Vertreten beim Spaziergang führte zu einer geschlossenen Kniegelenkluxation nach ventral (Abb. 39a) mit Zerreißung von Arteria (c, d) und V. poplitea bei vorbestehender chronischer Kniegelenkinstabilität. Sekundärverlegung 6 h nach dem Unfall mit bestehenden Spannungsblasen im Bereich der Fossa poplitea (b). Gefäßrekonstruktion und Transfixation des Gelenks. Dermatofasziotomie aller 4 Unterschenkellogen (e). Druckabfall von 90 mm Hg auf 6 mm Hg in der Tibialis-anterior-Loge. Spalthautplatik (g) nach passagerer Wundabdeckung mit synthetischem Hautersatz. Noch bestehende N.-peronaeus-communis-Parese 1 Jahr nach dem Unfall.

Fall 7. G.M., 27 Jahre, männlich: Chronische Form des funktionellen KS beider Tibialis-anterior-Logen. Erhöhter Ruhedruck rechts 22 mm Hg, links 24 mm Hg (Abb. 40). Maximaler Druckanstieg nach 400-m-Lauf rechts auf 52 mm Hg, links auf 62 mm Hg. Intraoperativer Druckabfall bei halbgedeckter Fasziotomie. Nachuntersuchung 3 Monate später: gering erhöhter Ruhedruck, maximaler Gewebsdruck nach 400-m-Lauf 30 mm Hg beiderseits. Schneller Druckabfall innerhalb der ersten 10 min.

Fall 8. W.D., 81 Jahre, männlich: Drohendes KS linker Unterschenkel nach Stoßstangenanprall ohne knöcherne Verletzung (Abb. 41). Zunächst konservative Behandlung. 27 Tage nach Trauma Ausräumung eines subkutanen Hämatoms und Dekompression der Tibialis-

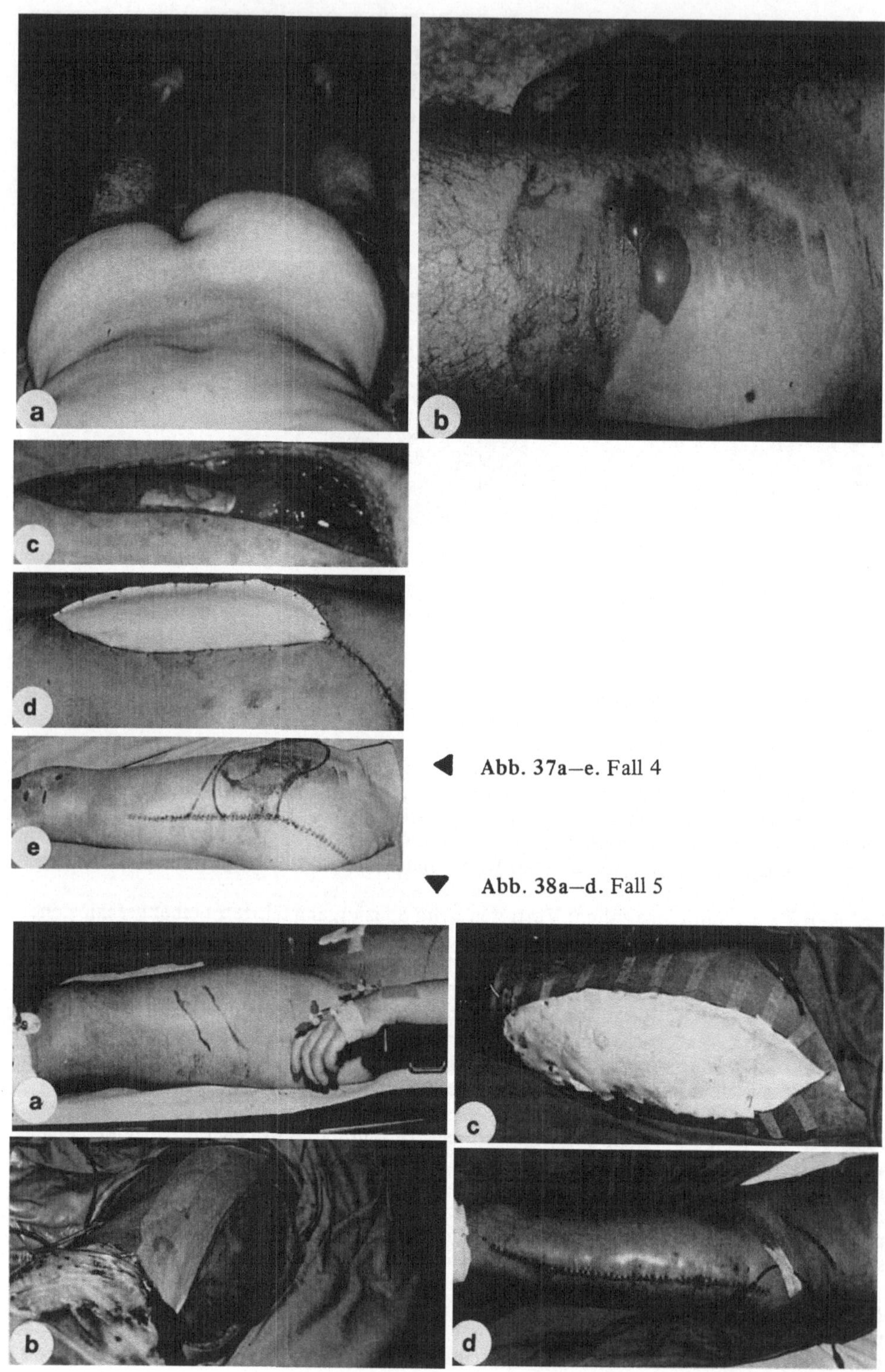

Abb. 37a—e. Fall 4

Abb. 38a—d. Fall 5

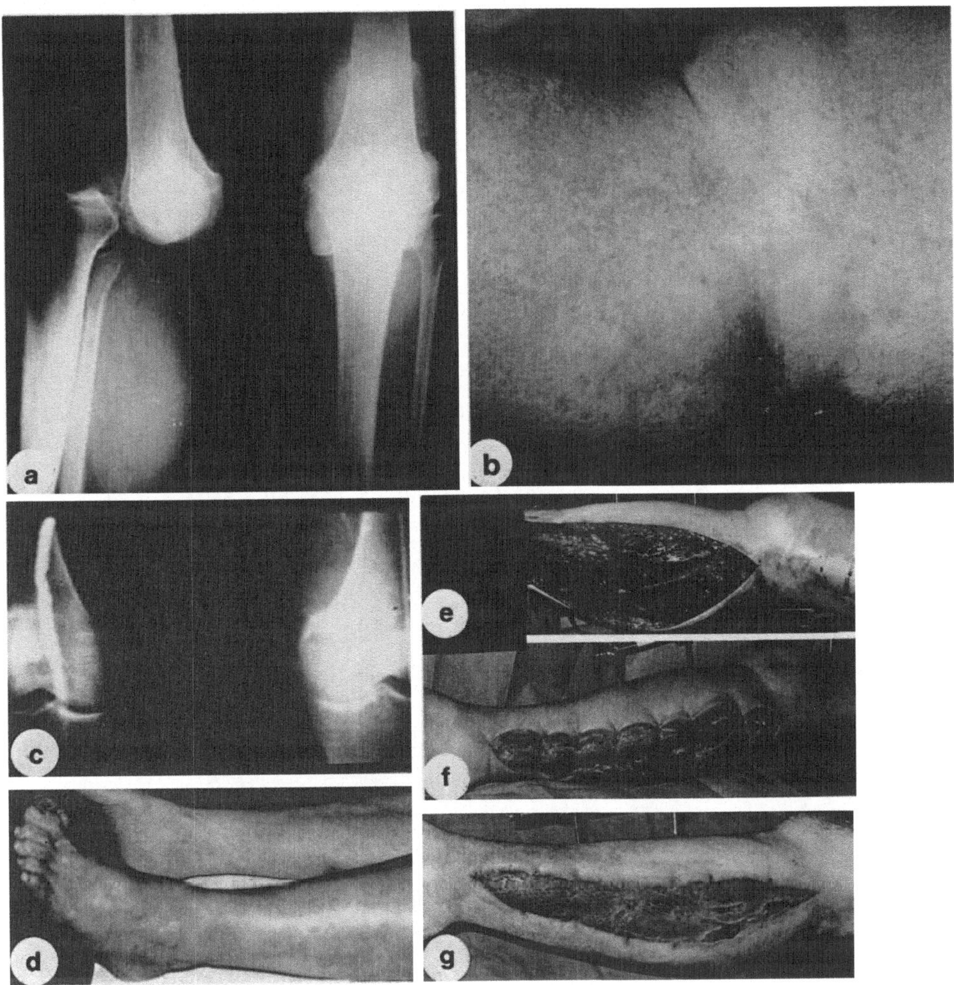

Abb. 39a—g. Fall 6

anterior-Loge und der Peronaeusloge wegen dezenter Gefühlsstörungen im Bereich des N. peronaeus superficialis und profundus.

Fall 9. C.P., 23 Jahre, männlich: Zweites Polytrauma innerhalb 2 Jahren als Zweiradfahrer. Manifestes KS des linken Unterschenkels und linken Fußes. Entlastung der 4 Unterschenkelkompartments, der Haut und Subkutis des Fußes (Abb. 42a). Passagere Deckung der Wunde mit synthetischem Hautersatz (b). Spalthautplastik des restlichen Hautdefekts (c). 2 Jahre nach dem Unfall keinerlei Spätschäden.

62

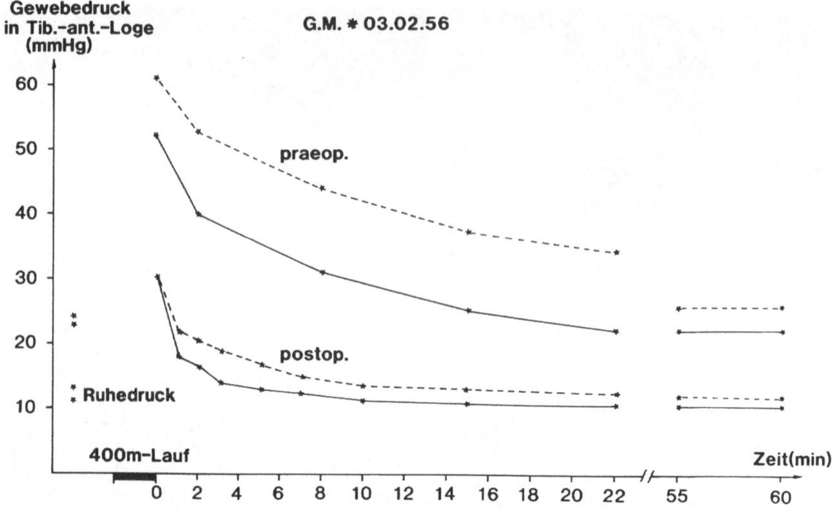

Abb. 40. Fall 7

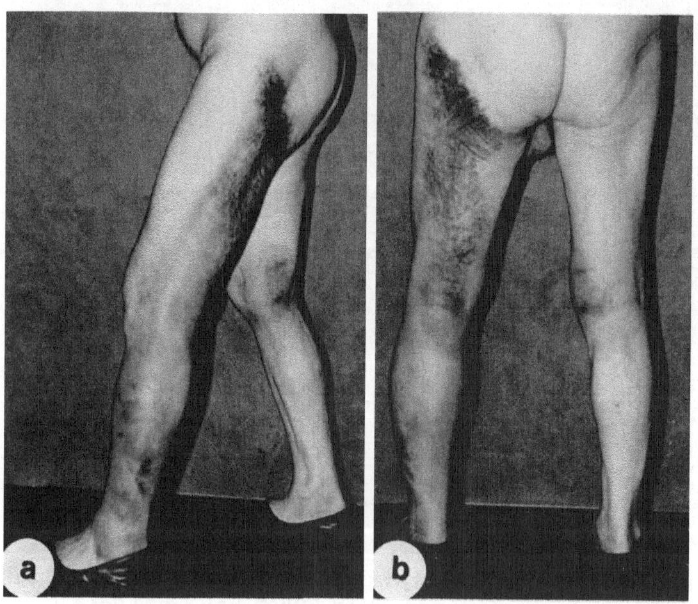

Abb. 41a, b. Fall 8

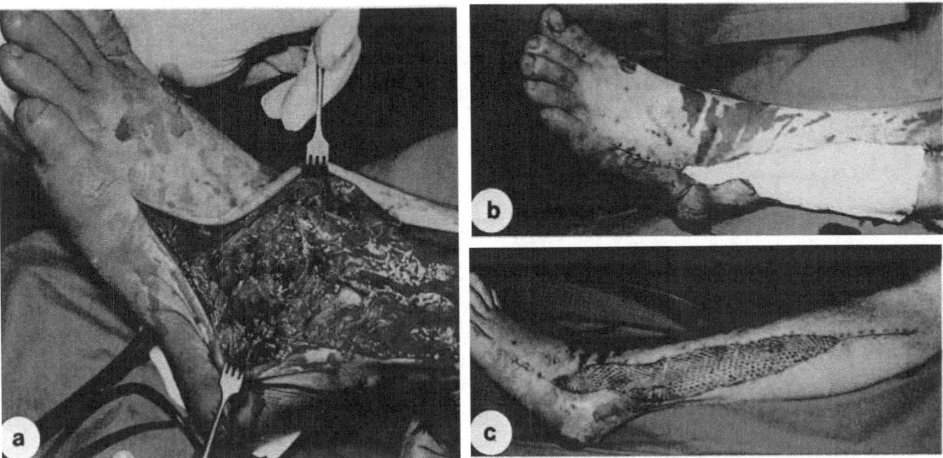

Abb. 42a—c. Fall 9

Irreversible Spätfolgeschäden

Fall 10. M.B., 58 Jahre, männlich: Unbehandeltes KS der Beugemuskulatur des rechten Unterarms nach konservativ behandelter Unterarmfraktur (Abb. 43). Muskelatrophie des Unterarms. Krallenstellung der Langfinger bei Streckung im Handgelenk.

Fall 11. A.B., 16 Jahre, weiblich: Beugedefizit der Langfinger bei Volkmann-Kontraktur nach suprakondylärer Oberarmfraktur links (Abb. 44). Adduktionsstellung des Daumens, Sensibilitätsausfälle der Hand im N.-medianus-Bereich. Trophische Störungen der Fingerkuppen II—V.

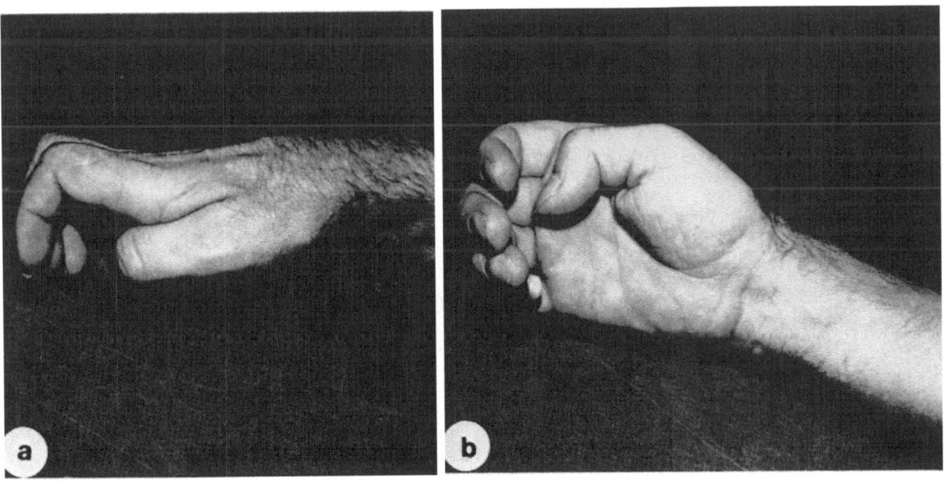

Abb. 43a, b. Fall 10

64

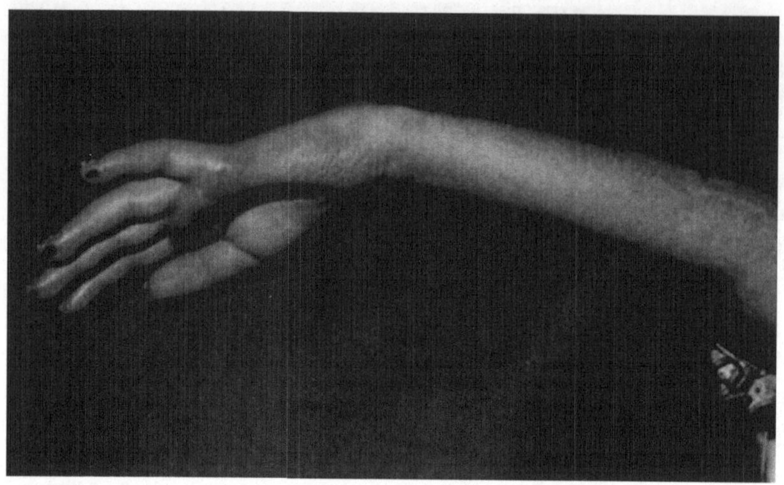

Abb. 44. Fall 11. (Für die Überlassung dieser Abbildung danke ich Herrn Prof. Dr. Alfred Berger, Leitender Direktor der Klinik für Hand-, Plastische- und Wiederherstellungschirurgie der Medizinischen Hochschule Hannover im Krankenhaus Oststadt)

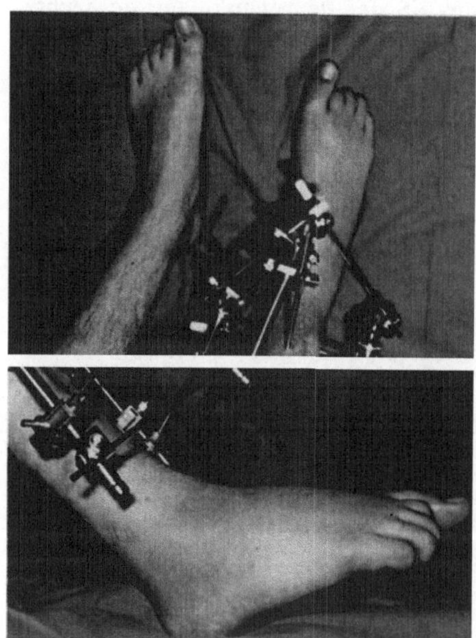

Abb. 45. Fall 12

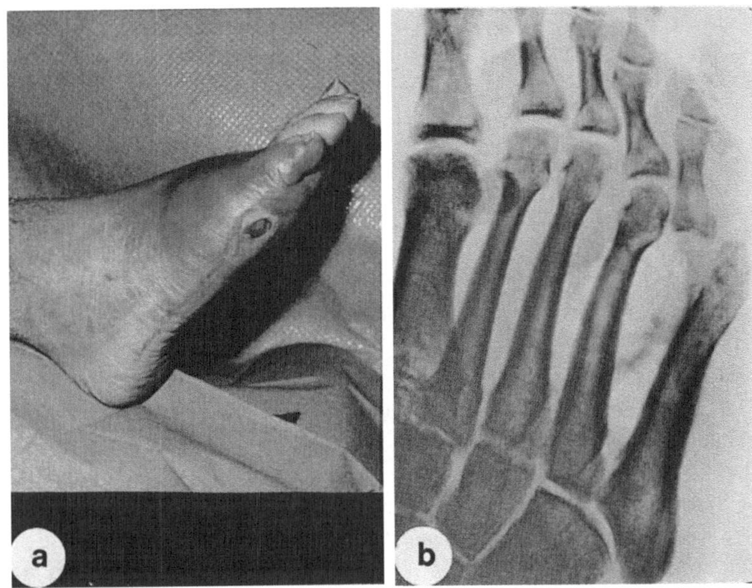

Abb. 46a, b. Fall 13

Fall 12. R.H., 29 Jahre, männlich: Krallenzehenstellung nach inkomplett entlastetem KS der Tibialis-posterior-Loge (Abb. 45).

Fall 13. J.A., 21 Jahre, männlich: Asensibilität und Spitzfußstellung nach verspätet dekomprimiertem manifesten KS aller 4 Unterschenkellogen rechts (Abb. 46a). Septische Luxation im MP-Gelenk-V als Folge eines vom Patienten unbemerkten Ulkus im Bereich des Kleinzehenballens (b).

11 Diskussion

Neben der Thrombose ist das KS die häufigste Komplikation in der Traumatologie und Extremitätenchirugie. Funktionelle Defizite im Rahmen der Frakturbehandlung, vor allem nach Unterschenkelbrüchen, sind zum erheblichen Teil durch übersehene KS bedingt [220, 239]. Im eigenen Krankengut wurde das KS seit 1976 als eigenständiges Krankheitsbild oder Komplikation nach Trauma und Operation dokumentiert. Im Gegensatz zur tiefen Venenthrombose wurde die Diagnose eines KS anfangs selten gestellt (s. Tabelle 4). Erst in den folgenden Jahren wurde das KS als posttraumatische oder postoperative Komplikation häufiger diagnostiziert, als die Bedeutung eines nicht rechtzeitig behandelten KS erkannt worden war. Insgesamt liegt die Zahl der dokumentierten KS gering unter der der phlebographisch nachgewiesenen Thrombosen. Wissing u. Schmit-Neuerburg [239] halten das KS für die häufigste Komplikation in der Traumatologie. Hierbei ist zu bedenken, daß die Zahl der nachgewiesenen Phlebothrombosen jedoch nur einen Teil der klinisch inapparent verlaufenden Thrombosen darstellt.

Unabhängig von der Ursache eines subfaszialen oder subkutanen Druckanstiegs sind die Höhe des Gewebsdrucks und die Dauer der Druckeinwirkung entscheidend für den Grad der Schädigung an Muskel-, Nerven- und Kapillarstrukturen. Es ist bedeutungslos, ob der Anstieg des Gewebsdrucks im Kompartment durch Kompression von außen oder durch eine Volumenzunahme des Kompartmentinhalts bedingt ist.

11.1 Ätiologie

Ein KS kann prinzipiell überall auftreten, wo Muskeln, Gefäße und Nerven in relativ abgeschlossenen und unnachgiebigen Kammern vorkommen. In der Literatur stehen ätiologisch Frakturen – gefolgt von Kontusionen – an erster Stelle für die Auslösung eines KS [125, 148]. Der Unterschenkel ist der prädisponierte Extremitätenabschnitt für die Entwicklung eines KS. Im eigenen Krankengut finden sich unter den auslösenden Ursachen an erster Stelle Frakturen, gefolgt von Arterienverletzungen und Kontusionen. Die Angaben über die Häufigkeit eines KS nach Unterschenkelfrakturen differieren jedoch erheblich. Heim u. Grete [88] beobachteten unter 905 Unterschenkelfrakturen nur 7mal (0,8%) ein KS, Owen u. Tsimboukis [165] fanden 10 KS unter 100 Unterschenkelfrakturen (10%). Ellis [50] berichtete in 2,5% von 343 Tibiaschaftfrakturen über sicher KS-bedingte Spätfolgeschäden. In weiteren 3,5% der Fälle fand sich ein funktionelles Defizit als fragliche Folge eines KS. Nicoll [162] sah unter 241 konservativ behandelten Tibiaschaftfrakturen in 25% ausgeprägte Bewegungseinschränkungen im Sprunggelenk und in den Fußwurzelgelenken. In 60% dieser Spätfolgeschäden lagen schwere Weichteilschäden vor. Die eigenen Untersuchungen zeigen ein KS in 17% aller Unterschenkelfrakturen [43].

Die Unterschiede über die Häufigkeit eines KS nach Unterschenkelfraktur sind durch den Unfallmechanismus erklärbar. In der Untersuchung von Heim u. Grete [88] handelt es sich fast ausschließlich um Skiunfälle mit indirektem Bruchmechanismus und geringer Weichteilschädigung. Im Krankengut von Owen u. Tsimboukis [165] handelte es sich ebenfalls fast ausschließlich um geschlossene Unterschenkelfrakturen. Unter den 343 von Ellis [50] behandelten Tibiaschaftfrakturen waren 298 Patienten mit leichten und mittelschweren Verletzungen. Unter den restlichen 45 schwerverletzten Patienten ergibt sich mit 13% ein deutlich höherer Anteil an KS. Im eigenen Krankengut war der Verkehrsunfall mit entsprechend großem Weichteilschaden Hauptursache aller Unterschenkelfrakturen. In einem Drittel der Fälle handelt es sich um polytraumatisierte Patienten.

Die von Volkmann [227] 1869 erstmals veröffentlichten Fallberichte über ischämische Kontrakturen traten im Zusammenhang mit Unterschenkelfrakturen auf. Hildebrand [90], ein Schüler Volkmanns, berichtete über 55 ischämische Kontrakturen, von denen 52 (95%) durch Frakturen hervorgerufen waren. Bardenheuer [5] führte die ischämische Kontraktur fast ausnahmslos auf Frakturen zurück. Denuce [34] fand 97 ischämische Kontrakturen, davon 76 (78%) in Zusammenhang mit Frakturen. Eaton u. Green [37] sahen unter 19 Patienten mit KS des Unterarms in 12 Fällen (63%) Frakturen als deren Ursache. Rorabeck u. McNab [193] berichteten über 45 Tibialis-anterior-Syndrome, von denen 24 (53%) durch Frakturen verursacht waren. In diesen Fällen handelte es sich 21mal um offene und nur 3mal um geschlossene Frakturen.

Im Gegensatz dazu stehen die Aussagen von Bradley [14] und Mumenthaler et al. [156], die über 137 bzw. 103 Tibialis-anterior-Syndrome berichten. Beide Autoren haben die Mehrzahl der Fälle der Literatur entnommen. Als Ursache des Tibialis-anterior-Syndroms fand sich in 38% bzw. 39% eine Verletzung großer arterieller Gefäße. Dann folgten in 33% bzw. 29% das funktionelle Tibialis-anterior-Syndrom durch Überanstrengung der Muskulatur und erst an dritter Stelle die frakturbedingten KS der Tibialis-anterior-Loge mit 19% bzw. 15%.

Die Aufschlüsselung des eigenen Krankenguts unter ätiologischen Gesichtspunkten steht in Übereinstimmung mit den Ergebnissen von Bardenheuer [5], Eaton u. Green [37], Hildebrand [90] und Rorabeck u. McNab [193]. In 87% der 133 KS des Unterschenkels waren Frakturen verantwortlich. Wie die Altersgruppenverteilung (s. Abb. 31) zeigt, findet sich ein deutlicher Gipfel in der 2. und 3. Lebensdekade. Bei diesen jungen Patienten handelt es sich fast ausnahmslos um Opfer von Verkehrsunfällen, häufig um motorisierte Zweiradbenutzer. Der Anteil arterieller Gefäßverletzungen mit nachfolgendem KS beträgt 7%. Tscherne et al. [224] haben darauf hingewiesen, daß Gefäßverletzungen in hohem Maße mit der Entwicklung eines KS vergesellschaftet sind. Kontusionen ohne knöcherne Verletzung des Unterschenkels haben nur in 3% ein KS verursacht. Dies steht im Widerspruch zu den Angaben von Matsen [125] und Mubarak [145], die kontusionsbedingte Weichteilschäden unter den ätiologischen Faktoren an zweiter Stelle für die Auslösung eines KS sahen. Das funktionelle Tibialis-anterior-Syndrom fand sich 2mal (1,5%), ebenso 2 iatrogen ausgelöste KS durch zu stramm angelegte Verbände (Tabelle 10).

Tabelle 10. Ätiologische Faktoren der Unterschenkel-Kompartmentsyndrome

Frakturen:	116	70 offen
		46 geschlossen
Ischämie:	9	
Kontusion:	4	
Funktionelle:	2	
Verband:	2	

11. 2 Operationstechnik

Die Angaben zur Technik der Dekompression an der oberen Extremität, der Glutealregion und Oberschenkelmuskulatur sind in der Literatur weitgehend einheitlich [45, 125, 148]. Im Gegensatz dazu differieren die Empfehlungen zur Entlastung von KS des Unterschenkels. Keays [99] berichtet über 10 KS des Unterschenkels, die von ihm durch subtotale Fibularesektion entlastet wurden. Zu einer folgenlosen Ausheilung kam es jedoch nur in 4 Fällen. Nach Whitesides et al. [236] ist bei 5% der so behandelten Kinder mit Valgusdeformitäten zu rechnen. Mubarak [146] empfiehlt die bilaterale Inzision des Unterschenkels, die er seit 1974 in mehr als 40 Fällen durchführte. Matsen [125] propagiert die unilaterale parafibulare Dekompression, die in 14 Fällen zu einer folgenlosen Ausheilung geführt habe [135]. Im eigenen Krankengut wurde die Fibularesektion in keinem Fall angewandt. Die bilaterale Inzision wurde bis 1980 zur Entlastung des drohenden und auch des manifesten KS durchgeführt. Ab 1981 wurden alle manifesten KS durch die unilaterale parafibulare Dekompression nach Matsen [125] entlastet. Die bilaterale Inzision blieb der halbgedeckten prophylaktischen Fasziotomie vorbehalten. Zwei funktionelle KS der Tibialis-anterior-Loge wurden durch eine anterolaterale Hautinzision dekomprimiert. Mubarak [146] hält die bilaterale Inzision des Unterschenkels für einfacher, schneller und sicherer. Notfalls sei diese Operation in Lokalanästhesie durchführbar. In über 90% seiner Fälle sei die Sekundärnaht beider Wunden möglich gewesen. Falls die Haut eine limitierende Hüllschicht darstelle, sei die bilaterale Hautinzision sicherer als die unilaterale Inzision. Matsen et al. [135] empfehlen die parafibulare Dekompression, da sie sicherer die Entlastung des tiefen dorsalen Unterschenkelkompartments gestatte. Die eigenen Erfahrungen bestätigen die Mitteilung von Matsen. In 2 Fällen wurde die halbgedeckte bilaterale Fasziotomie wegen eines drohenden KS durchgeführt. Wegen zunehmender neurologischer Störungen wurde in beiden Fällen die anterolaterale Inzision zur parafibularen Dermatofasziotomie erweitert. Intraoperativ fand sich eine inkomplette Entlastung der Peronaeusloge sowie des tiefen dorsalen Kompartments. In einem Fall mußte die auswärts durchgeführte bilaterale Entlastung des Tibialis-anterior-Kompartments nach Y-Prothesen-Implantation zu einer ausgedehnten Dermatofasziotomie der Unterschenkel wegen eines massiven postischämischen Ödems erweitert werden. Die Fibularesektion wird sowohl von Matsen [125] als auch Mubarak [146] abgelehnt. Der Eingriff ist wesentlich größer, ebenso das Risiko einer Verletzung des N. peronaeus. Erfolgt die Fibularesektion am wachsenden Skelett, kann es aufgrund der veränderten Statik zu einem Fehlwachstum kommen.

Die Behandlungsergebnisse beim Unterschenkel-KS wurden für die Zeiträume 1976–1980 und 1981–1983 getrennt analysiert, da 1981 die spezielle Operationstechnik für die

Dekompression des manifesten KS geändert wurde. Mit Ausnahme sicher isolierter KS von 1 oder 2 Logen und des funktionellen Tibialis-anterior-Syndroms werden prinzipiell alle 4 Logen gespalten. Diese Maßnahmen führten zu einer Senkung der durchschnittlichen Spätfolgeschäden von 44% im Zeitraum 1976–1980 auf 35% im Zeitraum 1981–1983. Die infektionsbedingten Komplikationen fielen für die genannten Zeiträume von 26% auf 20%. Trotz der ausgedehnten Wundflächen nach Dermatofasziotomie war nur in 9 Fällen eine Spalthautplastik notwendig (s. Abb. 39), wenn nach Rückgang des Ödems zunächst eine Verkleinerung der Wundfläche durch partielle Sekundärnaht und 8–10 Tage nach Dekompression der endgültige Wundverschluß durchgeführt wurde.

11.3 Zeitfaktor der Dekompression

Der Dringlichkeit einer notfallmäßigen Fasziotomie kommt eine absolut prognostische Bedeutung zu!

Rorabeck [191] berichtet über folgenlose Ausheilung nach 14 Fasziotomien des Unterschenkels, die innerhalb 24 h nach Diagnosestellung durchgeführt wurden. Nach Matsen u. Clawson [126] sowie McQuillan u. Nolan [140] hinterlassen muskuläre Mikrozirkulationsstörungen, die länger als 12 h bestehen, bleibende neurologische Ausfälle und myogene Kontrakturen. Keays [99] ist nach seinen Erfahrungen der Meinung, nur die Entlastung innerhalb von 6 h nach Auftreten eines KS bringe gute Resultate. Ramadier [181] nennt als kritischen Zeitpunkt für die Entlastung des vorderen Kompartments die 12-h-Grenze, die nach seiner Meinung für die hinteren Muskellogen wesentlich länger sein könne. Allerdings hatten 5 seiner 10 Patienten eine Vorfußheberlähmung , 4 periphere Sensibilitätsstörungen. Sheridan u. Matsen [209] erzielten bei 68% ihrer 66 Patienten, die wegen eines akuten KS innerhalb der 12 h nach Beginn der Symptomatik fasziotomiert wurden, gute Ergebnisse. Waren mehr als 12 h bis zur Dekompression vergangen, blieben nur noch 8% der Patienten ohne irreversible neuromuskuläre Ausfälle. Die eigenen Ergebnisse bestätigen die Erfahrungen von Sheridan u. Matsen [209], wenn während der ersten 12 h fasziotomiert wurde. Häufig war der Beginn der Symptomatik eines drohenden KS jedoch nicht bekannt. Aus diesem Grunde wurde das Zeitintervall zwischen Trauma und Dekompression gewählt. Zur besseren Dokumentierung und Frühdiagnose des KS wurde eine Checkliste entwickelt, die beim Verdacht auf KS für jeden Patienten angelegt wird (s. Abb. 14).

Analog zu Sheridan u. Matsen [209] traten Spätfolgeschäden nach Dekompression innerhalb der ersten 6 h nur in 19% auf. Bei Operationen bis zu 12 h nach dem Trauma lag die Rate der Spätfolgeschäden bereits bei 35%. Bei Dekompression 12–24 h nach dem Trauma betrug der Prozentsatz der Spätfolgeschäden 65%. Unter den 31 konservativ behandelten KS fanden sich in 19 Fällen (79%) Spätfolgen. Auch die Infektrate zeigte eine deutliche Abhängigkeit vom Zeitpunkt der Fasziotomie. Dekompressionen innerhalb der ersten 6 h zogen nur in 10% der Fälle Infekte nach sich. Erfolgte die Faszienspaltung nach 24 h, kam es in 54% der verspätet dekomprimierten Patienten zum Infekt.

Die Kasuistik der irreversiblen Spätfolgeschäden (Abb. 1, 43–46) macht besonders deutlich, wie mühsam die Behandlung myogener Kontrakturen, neurologischer Ausfälle und trophischer Störungen ist. Wie die Ergebnisse der notfallmäßig dekomprimierten manifesten KS zeigen, sind Folgeschäden bei rechtzeitiger Diagnose und Therapie weitgehend zu vermeiden. Bardenheuer [5] schlug 1911 erstmalig die Faszienspaltung zur Entfernung des intramuskulären Exsudats vor. Im gleichen Sinne äußerte sich Murphy [157]. Seine Mitteilung ist eine der frühesten Publikationen, in welcher der Vorbeugung einer Kontraktur der Vorzug vor späteren rekonstruktiven Maßnahmen gegeben wird.

12 Experimenteller Teil

12. 1 Einleitung und Fragestellung

Die Frühdiagnose des drohenden KS wird in der Traumatologie und Extremitätenchirurgie viel zu selten gestellt. Es unterbleiben daher allgemeine Maßnahmen der Erstbehandlung, so daß die Gefahr einer Entwicklung des drohenden KS in ein manifestes KS besteht. Diagnostische Probleme stellen sich insbesondere beim polytraumatisierten, intubierten und drogenintoxikierten Patienten, da das Leitsymptom des KS — der heftige Schmerz — nicht verwertet werden kann. Dies gilt auch für alkoholintoxikierte Patienten und Kinder, bei denen aufgrund mangelnder Kooperationsfähigkeit die Frühdiagnose des KS klinisch kaum gestellt werden kann.

Die bisherigen Methoden der subfaszialen Gewebsdruckmessung waren für die Anwendung in der Praxis entweder zu unsicher oder mit einem so großen Aufwand verbunden, daß sie sich im klinischen Alltag nicht durchsetzen konnten. Eine rechtzeitige Diagnose des drohenden KS führt zu einer adäquaten Behandlung, so daß Spätfolgeschäden und damit rekonstruktive Operationen vermieden werden können.

Es war daher das Ziel der experimentellen Untersuchungen:
1. neue diagnostische Methoden zur Frühdiagnose zu entwickeln,
2. drei hinsichtlich ihrer Ätiologie und Ödemkinetik verschiedene Traumamodelle zu entwickeln, um
3. die Möglichkeit einer konservativen Behandlung für das drohende KS zu überprüfen.

12. 2 Methodik

Hundeversuche. 8 Schäferhunde (20–25 kg) wurden mit Narcoren bei liegendem Endotrachealtubus anästhesiert. Dabei wurden 0,5 ml/10 kg KG (100 ml = 16 g Pentobarbital-Natrium) i.v. injiziert. Die Versuche dienten der Überprüfung einer eigenen Meßtechnik und Ermittlung der Compliance des anterolateralen Kompartments der hinteren Extremität.

Kaninchenversuche. 42 Kaninchen (3 4 kg) wurden mittels Ketanest-Rompun narkotisiert. Dabei wurden 0,25 ml/kg KG Ketanest (1 ml = 50 mg) und 0,5 ml Nembutal (40 mg/kg KG) i.m. injiziert. Es wurde nach Ermittlung des Druck-Volumen-Diagramms des anterolateralen Kompartments ein Tourniquet-Trauma am rechten Hinterlauf gesetzt.

Rattenversuche. 216 Wistarratten (300–400 g) wurden zur Ermittlung normaler und pathologischer Gewebsdrucke mittels Ketanest-Rompun narkotisiert. Dabei wurden 0,1 ml/

100 g KG (1 ml = 50 mg) Ketanest und 0,02 ml/100 g KG Rompun (2%ige Lösung) i.p. injiziert.

Außerdem wurden an diesen Tieren morphologische Untersuchungen sowie gravimetrische und nuklearmedizinische Messungen durchgeführt (Tabelle 11).

Es wurden 3 Versuchsgruppen gebildet:

Gruppe 1: Der rechte Hinterlauf wurde mit der Tibialis-anterior-Loge voran 10 s lang bis zur Hälfte der Zirkumferenz durch Eintauchen in 90° C heißes Wasser einem thermischem Trauma unterworfen (Abb. 47).

Gruppe 2: Hier wurde im Bereich der Oberschenkelmuskulatur ein Tourniquet von 4 h angelegt (Abb. 48).

Gruppe 3: Es erfolgte die direkte Kontusion der M.-tibialis-anterior-Loge für 30 min (Abb. 49), wobei eine Druckspannung von 100 kPa auf die Weichteile einwirkte.

Zur Überprüfung einer konservativen Therapie des drohenden KS wurden in allen 3 Traumamodellen Therapiegruppen folgendermaßen behandelt: Unmittelbar nach dem thermischen Trauma und noch während der Kontusion und während des Tourniquet-Traumas wurden die traumatisierten Extremitäten für insgesamt 6 h einer Kryotherapie unterworfen. Die jeweils rechten Hinterläufe wurden mit 0°C kaltem Eis zirkulär gekühlt.

12. 2. 1 Druckmessung

Klinisch und experimentell wurden
1. die Nadelinjektionstechnik nach Whitesides et al. [235],
2. die Nadelinjektionstechnik nach Schöffmann et al. [203],
3. die Dochtkathetermethode nach Mubarak et al. [150],
4. die Schlitzkathetermethode nach Rorabeck et al. [194] angewendet.

Mit einem selbst hergestellten Schlitzkatheter wurden Gewebsdruckmessungen unter Verwendung eines Cavafix MT[1] durchgeführt. Das offene Katheterende wurde horizontal und vertikal auf eine Länge von 10 mm inzidiert, so daß 4 Lamellen entstanden (Abb. 50).

Das eigene Perfocan-KS-Meßsystem besteht im wesentlichen aus einer mit 3 zusätzlichen Perforationen versehenen großlumigen Kanüle als Meßfühler (s. Abb. 15). Die Fläche der einzelnen Perforationen beträgt 3 mm². Über ein flüssigkeitsgefülltes Infusionssystem kann der interstitielle Gewebsdruck an der Meßlatte abgelesen werden, ähnlich wie bei der Messung des zentralen Venendrucks (Abb. 17). Einzelheiten der Meßtechnik sind unter 7. 2 beschrieben.

Die ersten Gewebsdruckmessungen in der beschriebenen Technik erfolgten an 8 Hunden, um von der Anatomie her möglichst großräumige Verhältnisse zur Verfügung zu haben. Nachdem meßtechnisch unter Verwendung einer G 14-Kanüle keine Probleme auftraten, wurde in gleicher Meßanordnung auf eine G 16-Kanüle zurückgegriffen und derselbe Versuchsablauf an 42 Kaninchen überprüft. Auch unter diesen makroskopisch schon wesentlich verkleinerten Verhältnissen traten keine Probleme in der Gewebsdruckmessung auf, so daß schließlich die Ratte als Versuchstier gewählt wurde.

---

[1] Cavafix MT 358, Braun Melsungen AG, 3508 Melsungen

Tabelle 11. Übersicht über die Versuche an 216 Ratten

| | Thermisches Trauma | | Tourniquet | | Kontusion | | Druck- | |
	Unbe-handelt	Kryo-therapie	Unbe-handelt	Kryo-therapie	Unbe-handelt	Kryo-therapie	Volumen-Diagramm	
Druckmessungen	12	12	10	10	16	16	5	81
Ödemkinetik	25	—	25	—	25	—	—	75
Durchblutungs-messungen	5	5	5	5	5	5	—	30
Morphologie + Gravimetrie	5	5	5	5	5	5	—	30
Zusammen:								216

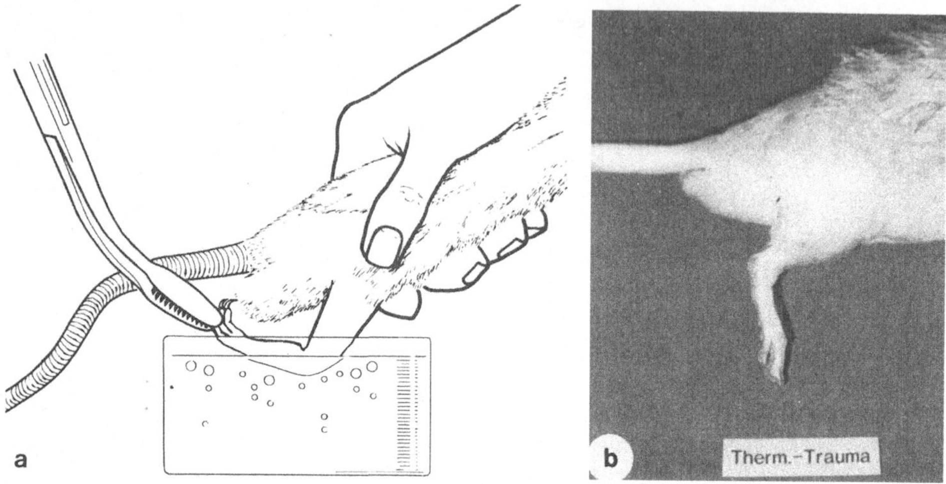

Abb. 47. Schematische Darstellung der Durchführung (a) und Folgen des thermischen Traumas am Hinterlauf der Ratte (b)

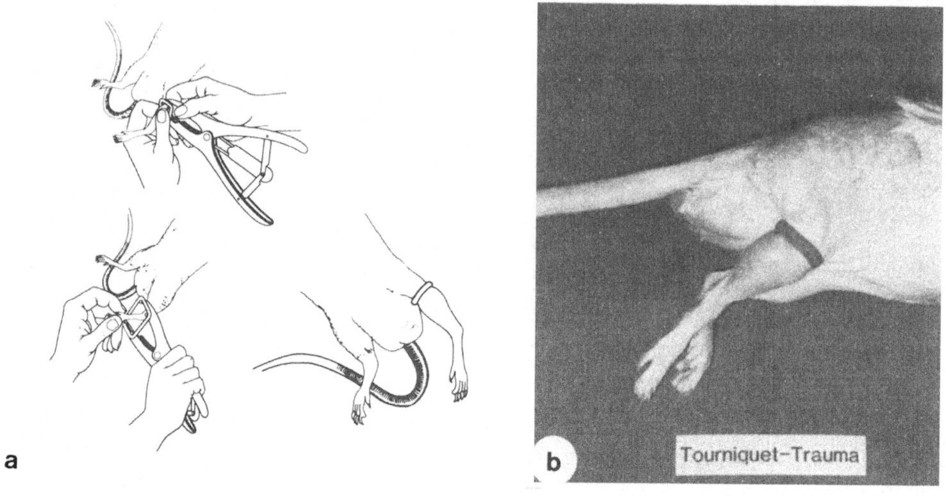

Abb. 48. Darstellung des Tourniquet-Traumas im Schema (a), Situs nach Anlegen des Tourniquet (b)

Die Druckmessung erfolgte sowohl mittels Wassermanometer als auch über einen Statham-Druckwandler P-23-ID-Element und Registrierung mit Hilfe eines Hellige-Monitors (Programm 19).

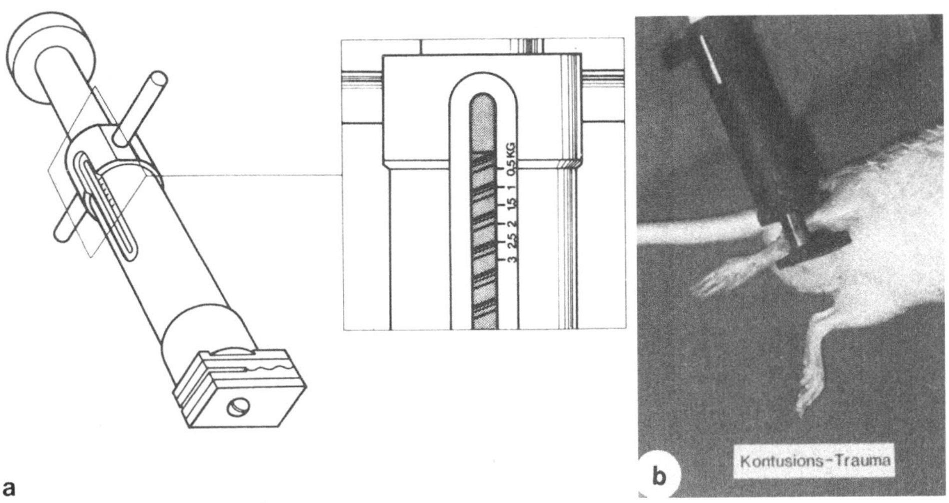

Abb. 49. Schematische Darstellung der Kontusionsklemme (a), Situs nach Anlegen der Klemme (b)

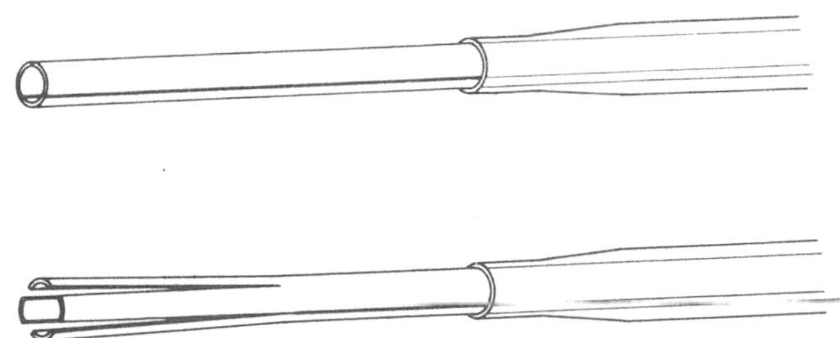

Abb. 50. Schematische Darstellung eines selbst hergestellten Schlitzkatethers

12. 2. 2 Morphologische Untersuchungen

Der M. tibialis anterior der traumatisierten und kontralateralen gesunden Seite wurde mittels Tissue-Tec auf Kryostatköpfen fixiert und sofort in stickstoffgekühltes -150°C kaltes n-Pentan getaucht, das wegen seines höheren Siedepunkts eine geringere, schlecht leitende Gashülle bildet als der flüssige Stickstoff [141]. Die tiefgekühlten Gewebeblöcke wurden in Parafilm „M"[2] verschlossen und in einer Tiefkühltruhe bei -30°C gelagert. Nach Herstellen von Kryostatschnitten wurden diese in der Trichromfärbung nach Masson (s. Abb. 58), in der Hämatoxilin-Eosin-Färbung nach Ehrlich und Picrofuxinfärbung nach van Gieson gefärbt. Die Schnitte, die einer Trichromfärbung nach Masson unterzogen worden waren, dienten der morphometrischen Auswertung (Abb. 51).

---

[2] American Company in Dixie-Marathon, Greenwich, CT 06830, USA

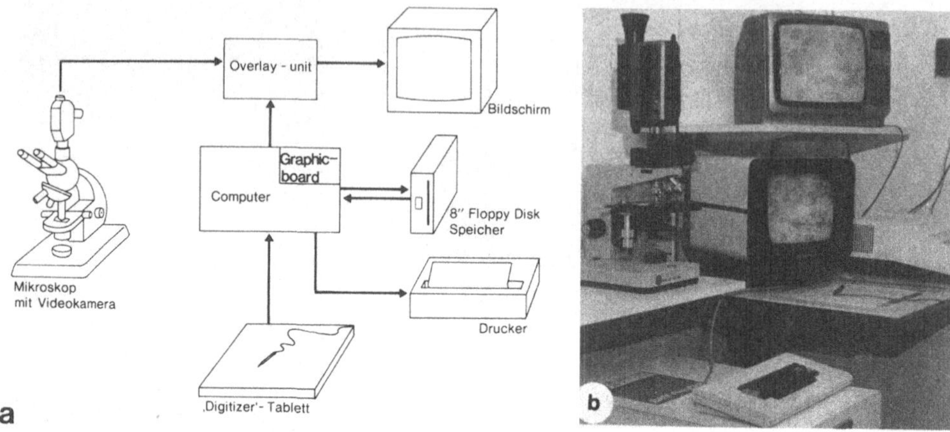

Abb. 51. Halbschematische Darstellung des morphometrischen Meßplatzes (a). Gesamtansicht des Meßplatzes im Institut für Neuropathologie der Medizinischen Hochschule Hannover (b)

Folgende enzymhistochemische Methoden wurden angewandt:

1. Myofibrilläre ATPase-Reaktion nach Padykula u. Herman [166],
2. NADH-Reduktase-Reaktion nach Nachlas et al. [158] (s. Abb. 58).

Das Augenmerk bei der Anwendung enzymhistochemischer Techniken war auf folgende Veränderungen gerichtet:

1. Differenzierung der beiden Fasertypen, da dies mit konventionellen Färbemethoden nicht möglich ist.
2. Beurteilung, ob eine besondere Vulnerabilität des einen oder anderen histochemisch differenzierbaren Fasertyps besteht.

12. 2. 3 Gravimetrie

Unmittelbar nach Töten der Tiere wurden zuerst die Muskeln der Tibialis-anterior-Loge der traumatisierten Extremität, dann des kontralateralen Hinterlaufs in toto präpariert, in ausgewogene Silberfolien verpackt und auf einer elektronischen Präzisionswage (Sartorius-3719 MP) gewogen. Bei der Präparation wurde sorgfältig darauf geachtet, daß immer gleich große Areale der über dem Muskel liegenden Faszie exzidiert wurden.

12. 2. 4 Ödemkinetik

Als Zeichen pathologischer Funktionen dienen geeignete Radioindikatoren, die sich in zeitlicher Änderung der Konzentration manifestieren [174]. Zur Charakterisierung des Ausmaßes und der Kinetik von Extremitätenödemen wird der zeitliche Verlauf der Radioaktivität von ^{82}Br als Tracer des extrazellulären Flüssigkeitsraums im Seitenvergleich zur

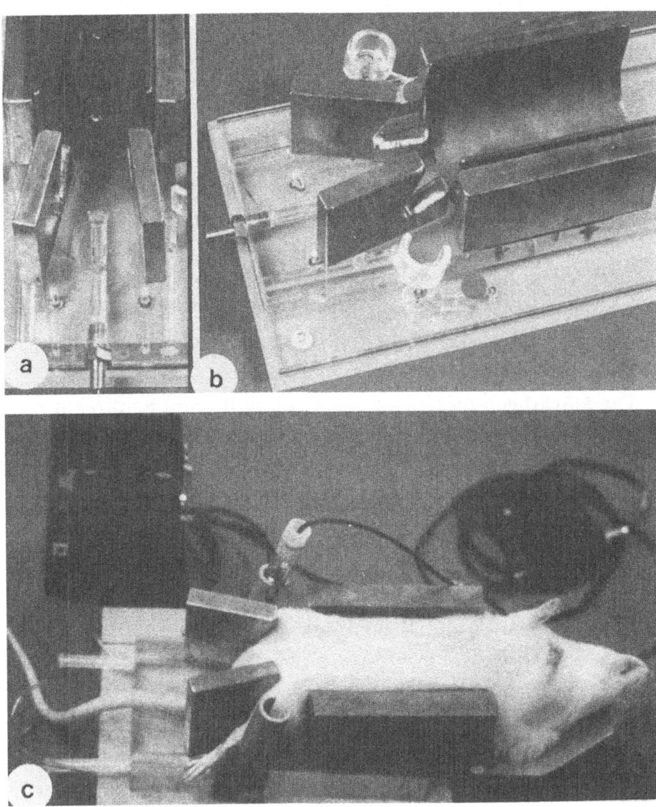

Abb. 52a, b. Meßplatz zur Ermittlung der Ödemkinetik und Muskeldurchblutung

gesunden Extremität gemessen [42, 47]. Das Kernstrahlungsfeld wird in situ mit auf die Haut gesetzten Detektoren erfaßt und als lokale Zählrate abgespeichert. Die Aktivitätsmessungen erfolgen mittels eines in das Gehäuse der Zählelektronik integrierten Geiger-Müller-Zählrohrs 30 min bis 72 h nach dem Trauma (Abb. 52) [175]. Das Datenspeichergerät wird an den Personalcomputer apple 2 angeschlossen und die gespeicherten Daten über ein spezielles Interface und Ausleseprogramm in den Rechner übernommen. Mit Hilfe des entwickelten Dialogprogramms können die ermittelten Werte numerisch ausgedruck, kurvenmäßig dargestellt und weiter verarbeitet werden.

12. 2. 5 Durchblutungsmessungen

Die Muskeldurchblutung der traumatisierten und gesunden Extremität wurde mittels ^{133}Xe dokumentiert. Dieses Edelgas hat den Vorteil, sich gleichmäßig im Muskelgewebe zu verteilen und somit die Errechnung der Muskeldurchblutung zu ermöglichen. Es wird rasch über die Lunge abgeatmet, damit liegt die Strahlenbelastung sehr niedrig. Nach lokaler Injektion von ^{133}Xe erfolgt die Registrierung des Kernstrahlungsfelds mit den

Detektoren sowie die Auswertung über den Personalcomputer wie bei den Untersuchungen der Ödemkinetik.

12. 3 Ergebnisse

12. 3. 1 Ergebnisse der Druckmessung

Tierexperimentell hat sich der Wick Catheter[3] in eigenen Versuchen nicht bewährt, da die durch die starre Punktionskanüle geschaffene Perforation so groß war, daß Undichtigkeiten entstanden. Beim experimentell induzierten Ödem konnten daher keine pathologischen Drücke registriert werden [42].

Die Messungen mit einem selbst hergestellten Schlitzkatheter ergaben im Normalbereich exakte Werte. Im grenzwertigen und pathologischen Bereich wurden die Messungen jedoch ungenau und nicht exakt reproduzierbar, unabhängig davon, ob über ein Wassermanometer oder über ein Statham-Element gemessen wurde.

Zur Überprüfung der eigenen Meßmethode wurden die ersten Gewebsdruckmessungen an 16 *Hundeextremitäten* durchgeführt. Nachdem die mit zusätzlichen Perforationen versehene G 14-Kanüle in das anterolaterale Kompartment der hinteren Extremität eingebracht worden war, wurde der Ruhedruck registriert. Über eine Injektionsnadel erfolgte dann die schrittweise Injektion von physiologischer Kochsalzlösung, wobei jedesmal 2 ml instilliert wurden. 5 min nach jeder Injektion erfolgte die Registrierung des subfaszialen Gewebsdrucks. Anhand des so gewonnenen Druck-Volumen-Diagramms ließ sich die Compliance des Kompartments darstellen (Abb. 53). Die Injektion der ersten 16 ml NaCl führt aufgrund der hohen Compliance nur zu einem mäßig starken Druckanstieg. Aufgrund der abnehmenden Compliance kommt es bei Injektion von weiteren 6 ml NaCl zu einem starken Druckanstieg.

Im Meßbereich von 0–30 mm Hg wurden bei Verwendung des Wassermanometers bis zu 1,5 mm Hg höhere Druckwerte registriert als unter Verwendung des Statham-Elements. Bei höheren Gewebsdrucken (> 30 mm Hg) war aufgrund der abnehmenden Compliance der Kompartments keine Differenz zwischen den Meßmethoden vorhanden.

Von 42 *Kaninchen* dienten 22 Tiere der Überprüfung der Meßtechnik. Erst die Präparation einer G 16-Braunüle gestattete die Anwendung der gleichen Versuchsanordnung wie bei den Hunden. Das Druck-Volumen-Diagramm ergab das gleiche Phänomen einer hohen Compliance nach schrittweiser Injektion von je 1 ml NaCl bis zur Volumenvermehrung des Kompartments von 5 ml. Die weitere Injektion von je 1 ml NaCl hat einen starken Druckanstieg zur Folge (Abb. 54). An 20 Tieren wurde ein 4stündiger Tourniquet durchgeführt. Es kam nur in 12 Fällen zu einem subfaszialen Druckanstieg auf 45–50 mm Hg, da sich der Tourniquet im Oberschenkelbereich bei den übrigen 8 Fällen lockerte. Daraufhin wurde das Versuchsmodell am Kaninchen aufgegeben.

Nach Vorversuchen an *Ratten*, wobei aufgrund der wesentlich kleineren anatomischen Verhältnisse eine G 20-Kanüle gewählt werden mußte, galt es, meßtechnische Fehler so sicher wie möglich auszuschalten. Das Hauptproblem lag auch hier in der Wahl des richtigen

---

3 WICK Catheter[TM], Biomedics Inc., 6575 Trinty Court, Dublin, CA 94566, USA

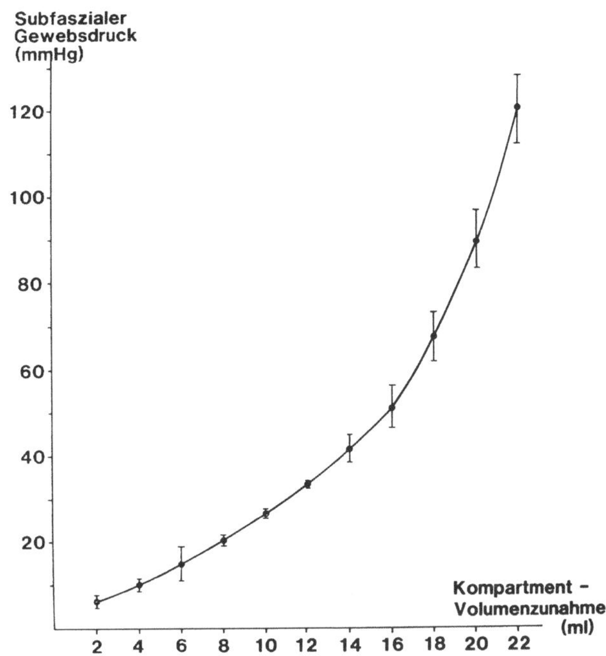

Abb. 53. Druck-Volumen-Diagramm zur Ermittlung der Compliance der Faszie im antero-lateralen Kompartment des Hundes (n = 16)

Kathetermaterials. Gewebefreundliche, aber leicht komprimierbare Kunststoffe führten schon bei der Plazierung der Kanüle zu Abknickungen (Abb. 55).

Dieses Problem trat nach Herstellung einer Perfocan-KS-Kanüle[4] in keinem Fall auf. Die Verwendung einer G 20-Kanüle führte trotz ihres geringen Volumens zu einer Vermehrung des Kompartmentinhalts, so daß die Normaldrucke bereits um 7 mm Hg lagen. Im grenzwertigen und pathologischen Bereich waren die Messungen jedoch exakt und reproduzierbar.

Zunächst wurde wieder ein Druck-Volumen-Diagramm ermittelt, wobei die schrittweise Injektion von 0,1 ml NaCl erfolgte. Bis zur Volumenvermehrung des Kompartments auf 0,55 ml kommt es aufgrund der hohen Compliance nur zu einem geringen Druckanstieg. Die weitere schrittweise Injektion führt aufgrund der abnehmenden Compliance zu einem hohen Druckanstieg (Abb. 56).

Nachdem die Vorversuche ergeben hatten, daß auch die Druckmessungen an der Ratte reproduzierbare Werte ergaben, wurde dieses Tier für die weiteren Versuche gewählt (s. Tabelle 11).

Gewebsdruckmessungen 6 h nach dem Trauma ohne Therapie. Ein *thermisches Trauma* der Tibialis-anterior-Loge von 10 s Dauer in 90°C heißem Wasser führt 6 h später zu einem

---

4 Perfocan-KS Druckmeß-Set, Braun Melsungen AG, 3508 Melsungen

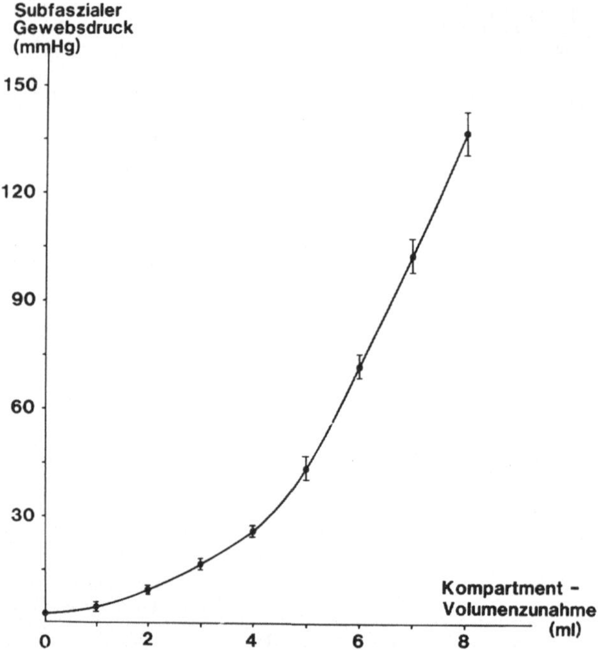

Abb. 54. Druck-Volumen-Diagramm zur Ermittlung der Compliance der Faszie im anterolateralen Kompartment des Kaninchens (n = 10)

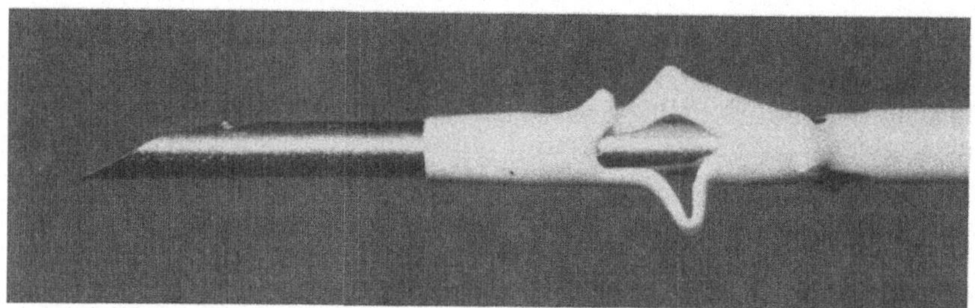

Abb. 55. Verwerfung und Abknickung einer für die Druckmessung präparierten Kunststoffkanüle aus ungeeignetem Material

Ansteigen des Gewebsdrucks von 51,13 ± 9,42 mm Hg der traumatisierten Extremität im Vergleich zu 7,29 ± 2,13 mm Hg in der kontralateralen Muskelloge (Tabelle 12).

Das *Tourniquet-Trauma* führt zu einem Druckanstieg in der Tibialis-anterior-Loge 6 h nach Traumaende von 70,1 ± 13,6 mm Hg im Vergleich zu 7,3 ± 2,17 mm Hg des nicht-traumatisierten Hinterlaufs (Tabelle 13).

Die direkte *Kontusion* von 30 min ruft einen Druckanstieg von 36,06 ± 4,03 mm Hg in der komprimierten Muskulatur im Vergleich zu 6,79 ± 2,95 mm Hg der kontralateralen Muskelloge hervor (Tabelle 14).

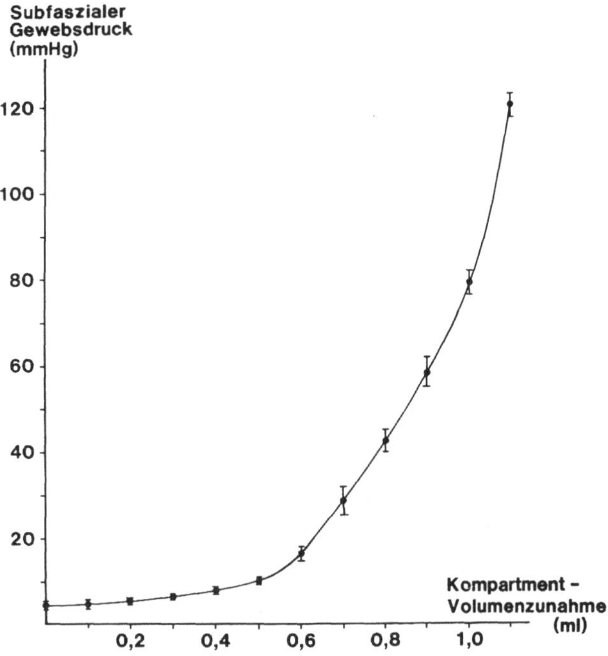

Abb. 56. Druck-Volumen-Diagramm zur Ermittlung der Compliance der Faszie der Tibialis-anterior-Loge der Ratte (n = 5)

Druckmessungen Kryotherapie. Die Kryotherapie hat in allen 3 Traumamodellen eine Reduzierung des subfaszialen Druckanstiegs zur Folge. Nach *thermischem Trauma* lag der Gewebsdruck im Mittel bei 33,21 ± 3,43 mm Hg und damit um 35% unter dem Gewebsdruck der unbehandelten Tiere (Abb. 57).

In der *Tourniquet*-Gruppe führt die Kryotherapie zu einer Reduzierung des Gewebsdruckes, der im Mittel bei 38,1 ± 3,87 mm Hg lag. Er war um 45,65% weniger angestiegen als in der unbehandelten Gruppe (Abb. 57).

Nach *Kontusionstrauma* kommt es unter Kryotherapie zu einem mittleren subfaszialen Gewebsdruck von 24,34 ± 3,23 mm Hg und damit zu einer Verringerung um 32,5% im Vergleich zur unbehandelten Gruppe (Abb. 57).

Tabelle 12. Gewebsdruck in der Tibialis-anterior-Loge der Ratte nach thermischem Trauma, unbehandelt (n = 12) und nach 6stündiger Kryotherapie (n = 12)

Tier-Nr.	Keine Therapie		6-h-Kryotherapie	
	r	l	r	l
1	39,0	7,0	34,5	6,0
2	46,0	9,0	34,0	11,5
3	55,5	11,0	34,0	7,5
4	53,0	8,5	31,5	6,5
5	32,0	4,0	32,0	8,0
6	40,0	6,5	33,5	11,5
7	60,0	5,0	29,0	5,0
8	59,0	7,5	35,0	5,5
9	57,0	7,5	32,5	7,0
10	57,5	8,5	27,0	4,5
11	56,5	9,0	41,0	8,0
12	58,0	4,0	34,5	10,0
x	51,13	7,29	33,21	7,58
Standard-abweichung	9,42	2,13	3,43	2,36

Tabelle 13. Gewebsdruck in der Tibialis-anterior-Loge der Ratte nach 4stündigem Tourniquet, unbehandelt (n = 10) und nach 6stündiger Kryotherapie (n = 10)

Tier-Nr.	Keine Therapie		6-h-Kryotherapie	
	r	l	r	l
1	95,0	6,5	37,0	7,0
2	60,5	8,0	37,5	8,5
3	62,5	7,5	43,0	4,0
4	71,0	10,0	40,0	3,5
5	69,5	9,0	34,5	4,0
6	41,0	11,5	29,0	7,5
7	67,5	6,0	42,5	9,0
8	81,0	5,0	38,0	11,0
9	79,5	5,5	39,5	10,5
10	73,5	4,5	40,0	8,0
x	70,1	7,35	38,1	7,3
Standard-abweichung	13,6	2,17	3,87	2,55

Tabelle 14. Gewebsdruck in der Tibialis-anterior-Loge der Ratte nach 30minütiger Kontusion mit 100 kPa unbehandelt (n = 16) und nach 6stündiger Kryotherapie (n = 16)

Tier-Nr.	Keine Therapie		6-h-Kryotherapie	
	r	l	r	l
1	39,0	6,0	27,0	11,5
2	39,5	5,0	23,0	5,0
3	38,0	5,0	22,5	5,5
4	41,0	3,0	21,0	7,0
5	35,5	4,0	24,0	8,0
6	32,0	7,5	19,0	8,5
7	36,0	8,0	31,0	7,5
8	37,0	9,5	22,5	8,5
9	36,5	10,0	29,0	7,0
10	35,5	5,0	28,0	9,0
11	37,5	7,5	24,5	10,0
12	35,5	8,0	24,5	8,0
13	44,0	8,0	23,0	4,5
14	29,0	7,5	27,0	5,0
15	31,0	9,0	21,5	8,5
16	30,0	8,5	22,0	7,0
x	36,06	6,97	23,34	7,53
Standard-abweichung	4,03	2,05	3,23	1,9

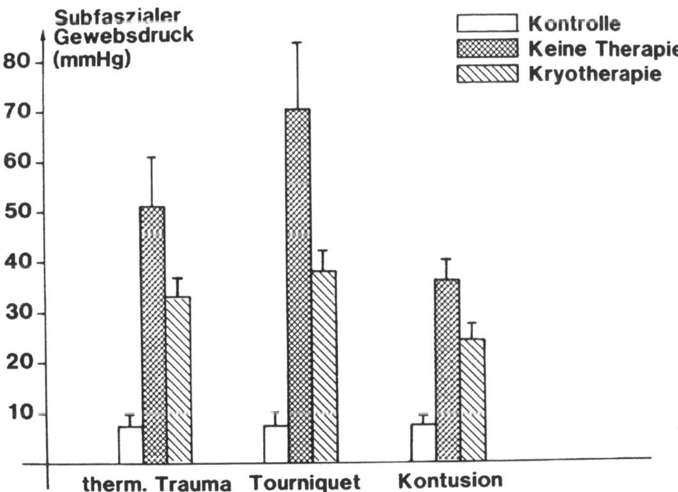

Abb. 57. Subfaszialer Gewebsdruck in der Tibialis-anterior-Loge der Ratte nach thermischem Trauma, Tourniquet und Kontusion, unbehandelt und nach Kryotherapie

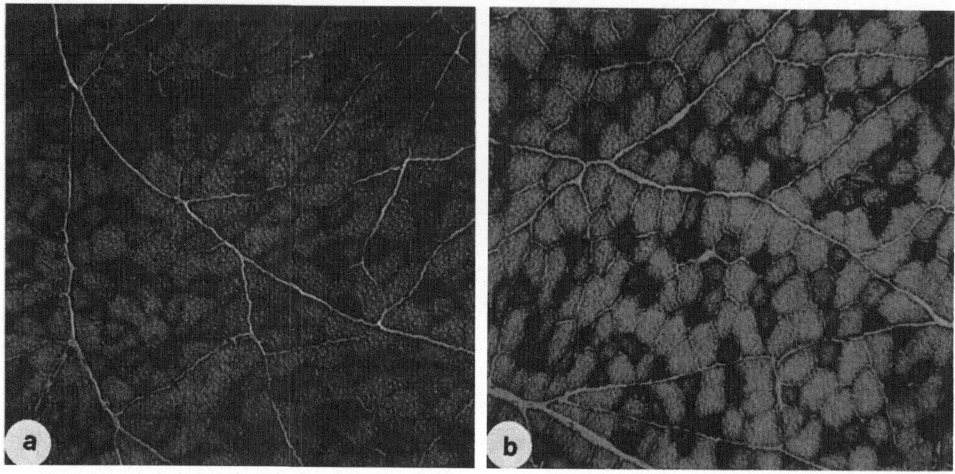

Abb. 58a, b. Querschnitt durch den unversehrten M. tibialis anterior der Ratte. Trichromfärbung, Vergr. 40:1 (a), NADH-Reduktase-Reaktion, Vergr. 40:1 (b)

12. 3. 2 Morphologische Ergebnisse

Morphologische Befunde 6 h nach dem Trauma ohne Therapie. 6 h nach dem *thermischen
Trauma* finden sich im Querschnitt des M. tibialis anterior ausgedehnte Zellnekrosen neben
einer Schrumpfung und Abrundung der Muskelfasern. Es besteht nur eine geringe Zellinfiltration (Abb. 59a).

In der Trichromfärbung nach Masson ergibt die morphometrische Auswertung eine Zunahme des Interstitiums zum Kontrollmuskel von 426% bei gleichzeitiger Abnahme der
Faserquerschnittsflächen um 38% (Abb. 60).

Die enzymhistochemische Faserdifferenzierung mit der NADH-Reduktase-Reaktion
ergibt beim thermischen Trauma subfaszial kaum noch einen Enzymnachweis. Die Zell-
organellen sind weitgehend aufgelöst (Abb. 59b).

6 h nach einem 4stündigen *Tourniquet* findet sich histologisch eine Verbreiterung des
Interstitiums mit Separierung einzelner Faszikel bei gleichzeitiger Abrundung der polygonalen Muskelfaserquerschnitte (Abb. 61a). Planimetrisch ergibt sich eine Abnahme der
Faserquerschnittsflächen um 14% bei einer Zunahme des Interstitiums von 395% (Abb.
62). Es bestanden keine enzym-histochemischen Auffälligkeiten (Abb. 61b).

6 h nach einer direkten *Kontusion* der Tibialis-anterior-Loge für 30 min ist es neben
massiven Einblutungen zu einem mäßigen Ödem und Zellnekrosen gekommen (Abb. 63a).

Die architektonische Gliederung ist durch das direkt einwirkende Trauma weitgehend
zerstört. Die Zunahme des Interstitiums um 291% ist Folge der Einblutung und des begleitenden Ödems. Die Faserquerschnittsflächen haben zu diesem Zeitpunkt um 12% abge-
nommen (Abb. 64).

Die direkte Kontusion hat zu einer Dissoziation der Muskelfasern geführt, jedoch auch
hier ohne Verschiebung der Enzymhistochemie zugunsten des einen oder anderen Fasertyps (Abb. 63b).

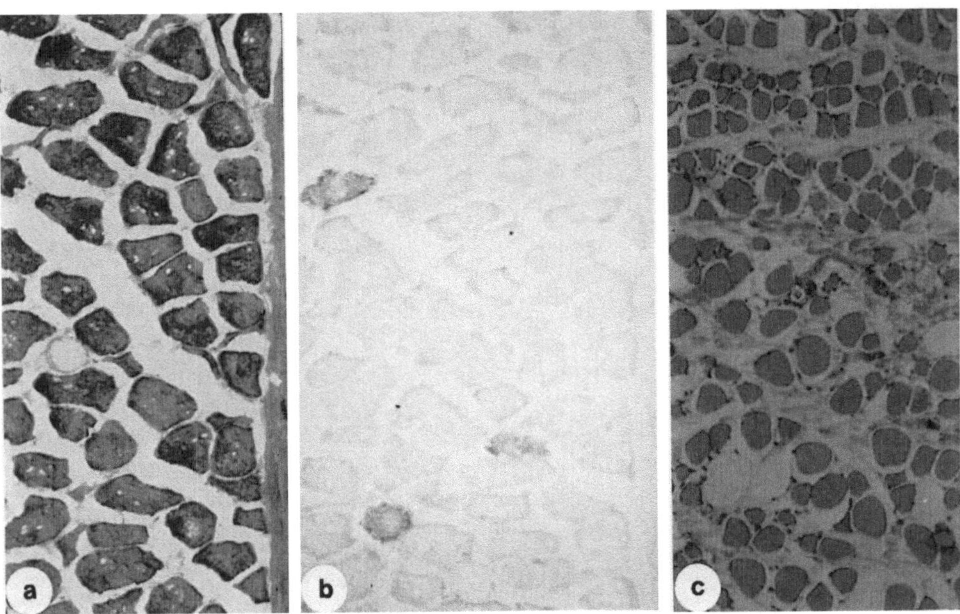

Abb. 59a—c. Querschnitt durch den M. tibialis anterior 6 h nach thermischem Trauma ohne Therapie (**a, b**) und nach Kryotherapie (**c**). Trichromfärbung, Vergr. 50:1 (**a**), NADH-Reduktase-Reaktion, Vergr. 50:1 (**b**), HE-Färbung, Vergr. 50:1 (**c**)

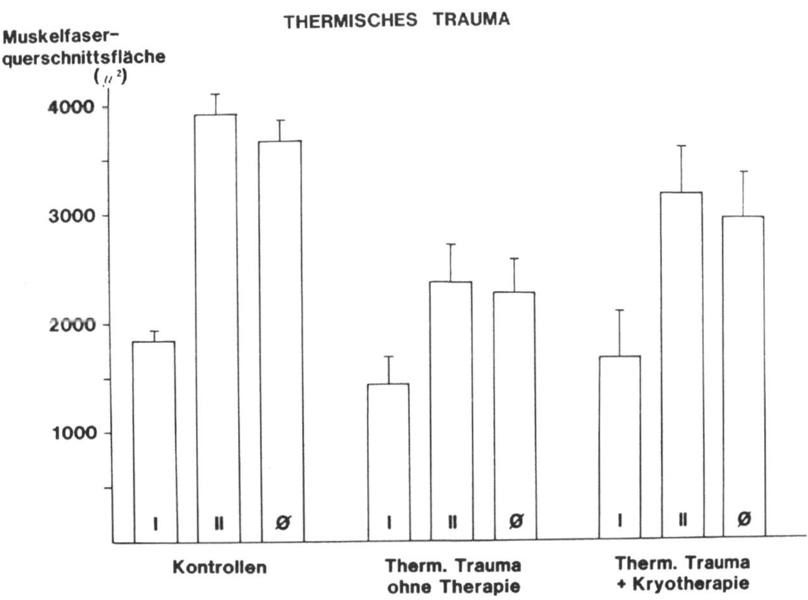

Abb. 60. Muskelfaserquerschnittsflächen nach thermischem Trauma, unbehandelt und nach Kryotherapie. *I* Typ-I-Faser, *II* Typ-II-Fasern, *Ø* Mittelwert der Muskelfaserquerschnittsflächen von Typ I- und Typ-II-Fasern. Graphische Darstellung der Standardabweichung

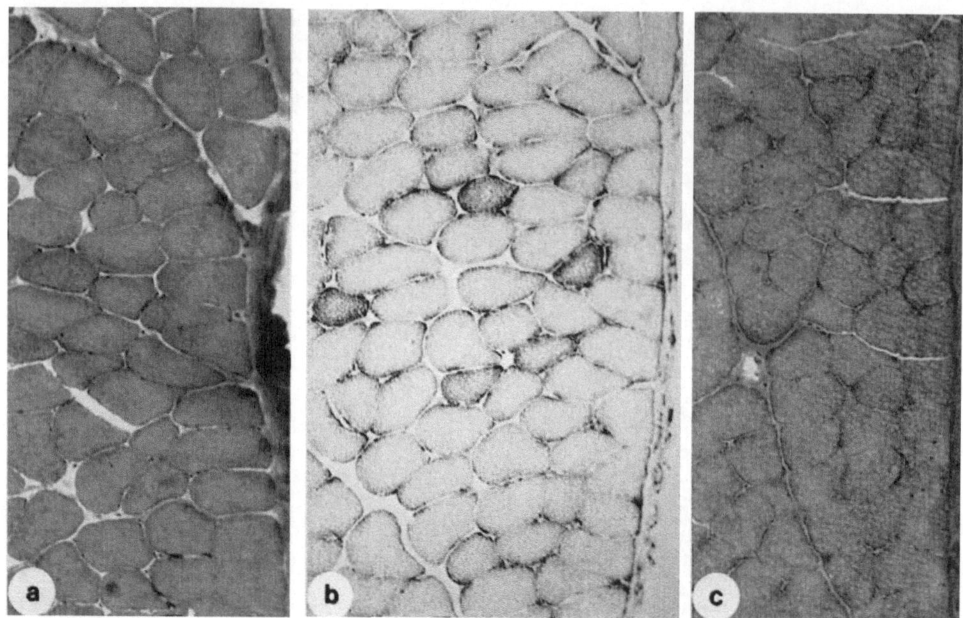

Abb. 61a–c. Querschnitt durch den M. tibialis anterior 6 h nach Tourniquet, unbehandelt
(**a, b**) und nach Kryotherapie (**c**). Trichromfärbung, Vergr. 50:1 (**a**); NADH-Reduktase-
Reaktion, Vergr. 50:1 (**b**); Trichromfärbung, Vergr. 50:1 (**c**)

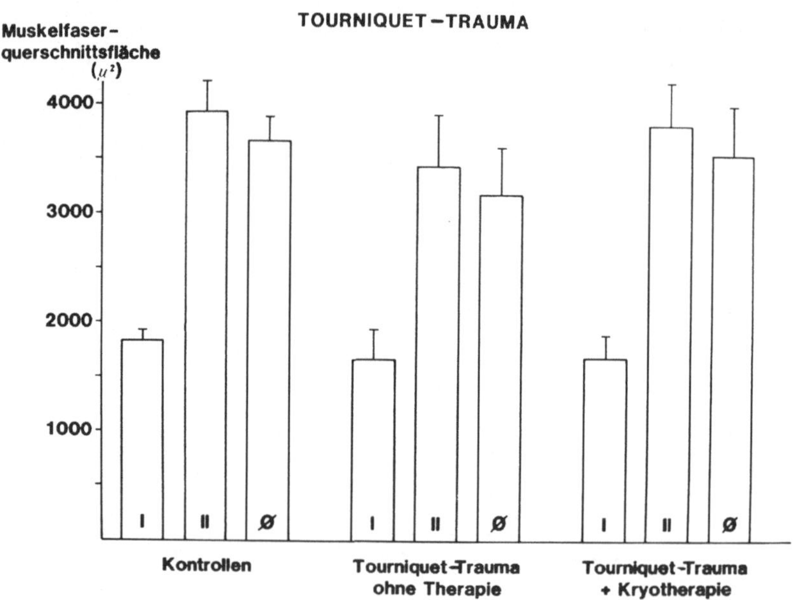

Abb. 62. Muskelfaserquerschnittsflächen nach Tourniquet-Trauma. *I* Typ-I-Fasern, *II* Typ-
II-Fasern, *Ø* Mittelwert der Muskelfaserquerschnittsflächen von Typ-I- und Typ-II-Fasern.
Graphische Darstellung der Standardabweichung

Morphologische Befunde nach Kryotherapie. Wie von der klinischen Anwendung her bekannt, hat die 6stündige Kryotherapie unmittelbar nach *thermischem Trauma* einen therapeutischen Effekt auf die Ödementwicklung und Verhinderung von Muskelnekrosen (Abb. 59c). Morphometrisch findet sich nur eine Zunahme des Interstitiums um 336% bei geringer Abnahme der Faserquerschnittsflächen um 20% (Abb. 60). Enzymhistochemisch findet sich mit Ausnahme der subfaszial gelegenen Zone eine weitgehend erhaltene Enzymaktivität.

Beim *Tourniquet-Trauma* hat die Kryotherapie ebenfalls eine wesentlich geringere Ausbildung des Ödems zur Folge (Abb. 61c). Histometrisch findet sich nur eine Zunahme des Interstitiums von 48% bei einer Abnahme der Faserquerschnittsfläche von 4% (Abb. 62). Die oxidative und glykolytische Enzymaktivität ist völlig normal.

Beim *Kontusionstrauma* hat die Kryotherapie eine Verminderung des Ödems zur Folge, jedoch ohne wesentlichen Einfluß auf das Ausmaß der Einblutung (Abb. 63c). Morphometrisch findet sich bei den erhaltenen Zellen eine Abnahme der Faserquerschnittsflächen von 5% und eine Zunahme des Interstitiums von 127% (Abb. 64). Enzymhistochemisch lassen sich keine Unterschiede zwischen unbehandelter und behandelter Extremität nachweisen.

12. 3. 3 Ergebnisse der Gravimetrie

In allen Versuchsgruppen wurden die Muskeln der Tibialis-anterior-Loge von ihrem Ursprung bis zum sehnigen Bereich in toto präpariert und sofort gewogen. Unter Kryotherapie kommt es in allen 3 Traumamodellen zu einer geringeren Gewichtszunahme der traumatisierten Muskulatur als bei den nicht behandelten Extremitäten. Wie aus Abb. 65 ersichtlich, ist der therapeutische Effekt beim Tourniquet-Trauma am größten.

12. 3. 4 Verlauf der Ödemkinetik

Die Untersuchungen zur Ödemkinetik erfolgten zur Ermittlung der Ödemmaxima der 3 entwickelten Traumamodelle verschiedener Ätiologie.

Bereits 6 h nach Untersuchungsbeginn führt das *thermische Trauma* zu einem maximalen Öden, wobei der relative Zählratenunterschied im Vergleich zur gesunden Extremität 110% betrug. In den folgenden 66 h kommt es nur zu einer allmählichen Rückbildung des Ödems (Abb. 66). 14 h nach Abnahme des *Tourniquet* kommt es zu einer maximalen Zählratendifferenz von 43% zwischen traumatisierter und kontralateraler Extremität als Ausdruck des posttraumatischen Ödems. 27 h später ist der extrazelluäre Flüssigkeitsraum wieder um die Hälfte vermindert. 3 Tage nach dem Trauma beträgt der relative Zählratenunterschied nur noch 11% (Abb. 66).

Die direkte Kontusion der Tibialis-anterior-Loge führt 20 h nach dem Trauma zu einem Ödemmaximum mit einer Zählratendifferenz von 50% im Vergleich zur Gegenseite. Die Rückbildung des Ödems geschieht langsam. 52 h später ist die Zählratendifferenz um 22% gesunken (Abb. 66).

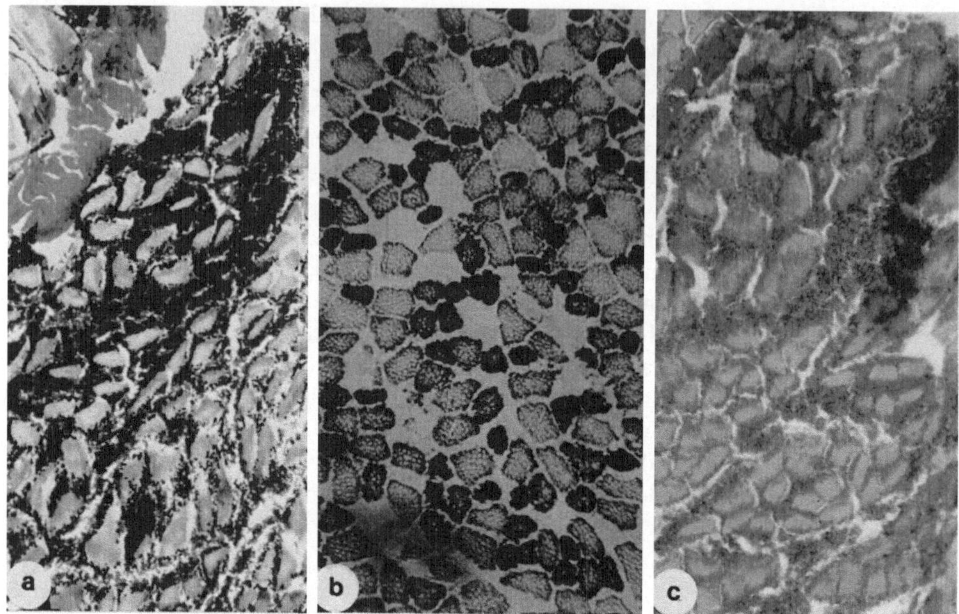

Abb. 63a–c. Querschnitt durch den M. tibialis anterior 6 h nach Kontusion, unbehandelt (a, b) und nach Kryotherapie (c). Trichromfärbung, Vergr. 40:1 (a); NADH-Reduktase-Reaktion, Vergr. 40:1 (b); van Gieson-Färbung, Vergr. 40:1 (c)

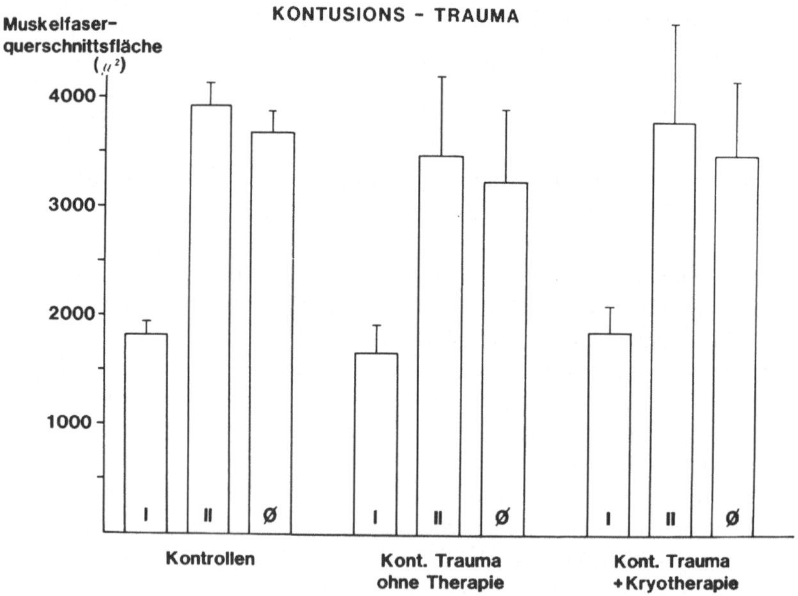

Abb. 64. Muskelfaserquerschnittsflächen nach Kontusionstrauma. *I* Typ-I-Fasern, *II* Typ-II-Fasern, *Ø* Mittelwert der Muskelfaserquerschnittsflächen von Typ I- und Typ-II-Fasern. Graphische Darstellung der Standardabweichung

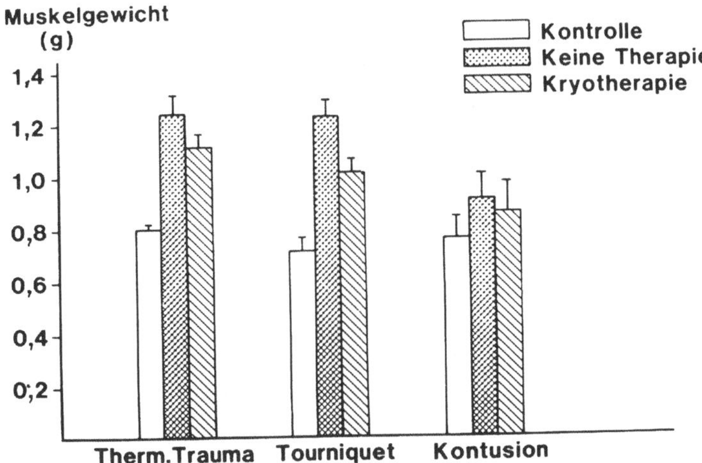

Abb. 65. Graphische Darstellung der gravimetrischen Ergebnisse nach thermischem Trauma, Tourniquet und Kontusion, unbehandelt und nach Kryotherapie

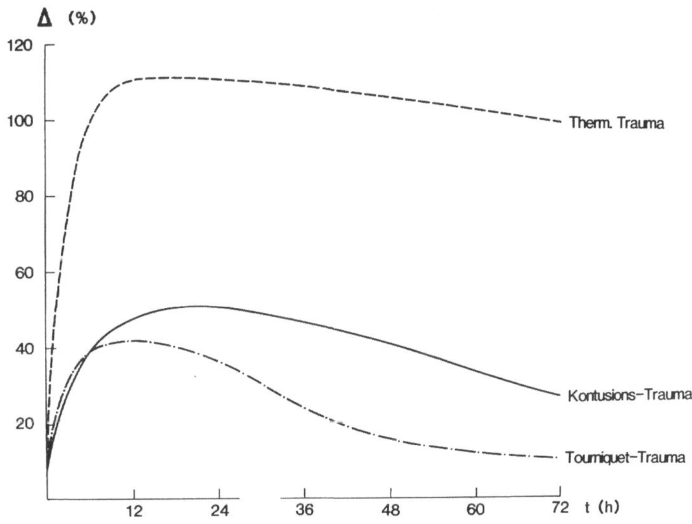

Abb. 66. Vergleich der relativen Änderung von ^{82}Br-Zählraten (%) zwischen gesundem und geschädigtem Hinterlauf der Ratte (n = 25) nach thermischem Trauma, direkter Kontusion und Tourniquet. △ = relativer Zählratenunterschied. △ Zählrate der traumatisierten Extremität − Zählrate der Kontrollextremität : Zählrate der Kontrollextremität x 100

12. 3. 5 Ergebnisse der Durchblutungsmessungen

Die Durchblutungsmessungen gestalteten sich von allen ermittelten Parametern am schwierigsten. Eine normale Perfusion sowie traumaspezifische Änderungen der Zirkulation waren zwar in allen Gruppen nachweisbar, jedoch großen Schwankungen unterworfen. Im folgenden werden exemplarische Kurvenverläufe für jedes Traumamodell diskutiert.

Durchblutungsmessungen 6 h nach dem Trauma ohne Therapie. Bereits 3 h nach dem *thermischen Trauma* war die Durchblutung erheblich eingeschränkt. In der Phase des maximalen Ödems bei einem subfaszialen Gewebsdruck von 51 mm Hg bestand nur noch eine geringe Restdurchblutung (Abb. 67a).

Zum Nachweis der arteriellen und venösen Okklusion des *Tourniquet* wurde die Durchblutung zunächst in der Ruheabflußphase (Abb. 68a), dann in der Tourniquet-Phase (Abb. 68b) gemessen. 6 h nach Lösen des 4stündigen Tourniquet kam es zu einer deutlich eingeschränkten Muskeldurchblutung (Abb. 68c).

Das direkte *Kontusionstrauma* der Tibialis-anterior-Loge führte 6 h nach dem Trauma zu einer eingeschränkten Muskeldurchblutung (Abb. 69a).

Durchblutungsmessung nach Kryotherapie. In allen 3 Traumamodellen führte die 6stündige Kryotherapie zu einer Verbesserung der Durchblutung im Vergleich zu den unbehandelten Kontrollgruppen. Beim thermischen Trauma (Abb. 67b). war die Durchblutung besser als bei den unbehandelten Tieren.

In der *Tourniquet*-Gruppe trat der Effekt der Kryotherapie am stärksten hervor. Hier fand sich nur noch eine geringe Einschränkung der Durchblutung im Vergleich zu den unbehandelten Kontrolltieren (Abb. 68d).

Der therapeutische Effekt nach der Kryotherapie war nach direkter *Kontusion* nicht so einheitlich wie beim thermischen Trauma und beim Tourniquet. Vermutlich sind Gewebszerstörungen und Thrombosierung von Gefäßen hierfür verantwortlich zu machen (Abb. 69b).

12. 4 Diskussion

Die experimentellen Untersuchungen wurden mit 2 Zielsetzungen durchgeführt:
1. Entwicklung einer eigenen Meßtechnik und Vergleich mit bereits vorhandenen Methoden der Gewebsdruckmessung.
2. Überprüfung einer konservativen Behandlungsmöglichkeit auf ihre Effektivität beim drohenden KS verschiedener Ätiologie.

Zu 1: Vergleicht man die in der Diagnostik des KS angewandten Methoden der Druckmessung, so fällt auf, daß die von Landerer [106] 1884 erstmals beschriebene, 1964 von McMaster [139] wieder eingeführte Nadelmethode und 1975 von Whitesides et al. [235] zur Diagnostik des KS empfohlene Methode durch kompliziertere Meßtechniken ersetzt ist. Die subfasziale Gewebsdruckmessung nach Whitesides et al. [235] wird im deutschsprachigen Raum in ihrer Originalmethode [239] oder in modifizierter Form [203] empfohlen.

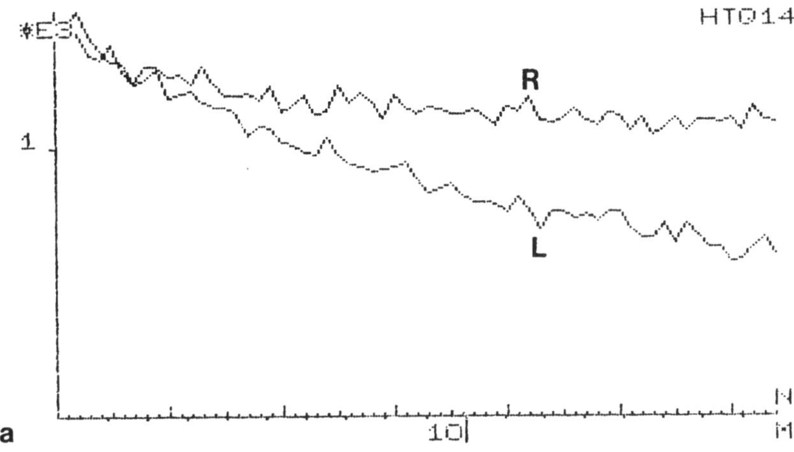

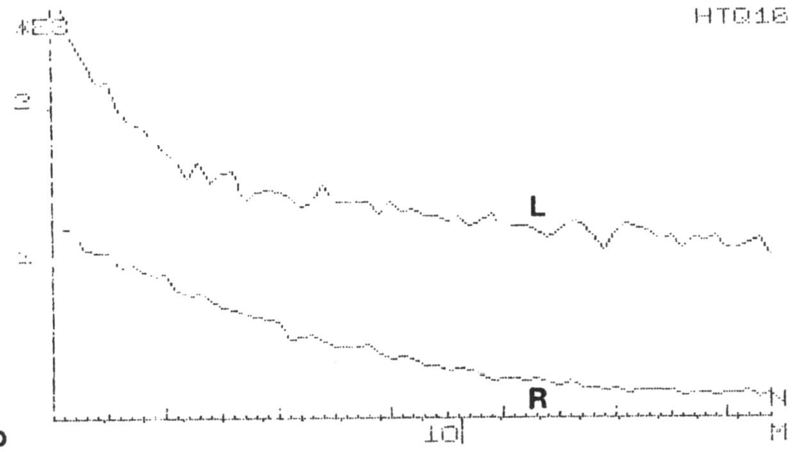

Abb. 67a, b. ^{133}Xe-Auswaschkurve über dem M. tibialis anterior nach lokaler intramuskulärer Injektion von 300 μCi ^{133}Xe-Lösung nach thermischem Trauma, unbehandelt (a) und nach Kryotherapie (b). *R* rechter traumtisierter Hinterlauf, *L* linke Kontrollextremität. Abszisse: t (min), Ordinate: Impulse 8 s

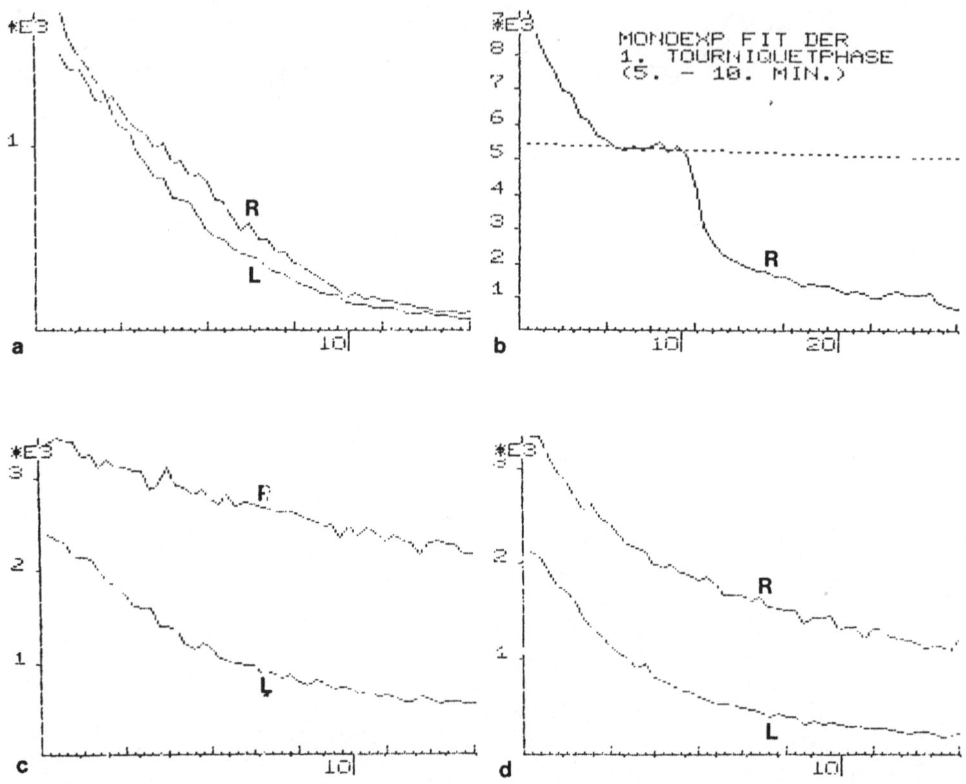

Abb. 68a–d. ^{133}Xe-Auswaschkurve über dem M. tibialis anterior nach lokaler intramuskulärer Injektion von 300 μCi ^{133}Xe-Lösung nach Tourniquet-Trauma. Ruheabflußphase (**a**), Tourniquet-Phase (**b**), 6 h nach Lösen eines 4stündigen Tourniquet (**c**), Verlauf der Auswaschkurve nach Kryotherapie (**d**). *R* rechter traumatisierter Hinterlauf, *L* linke Kontrollextremität. Abszisse: t (min), Ordinate: Impulse 8 s

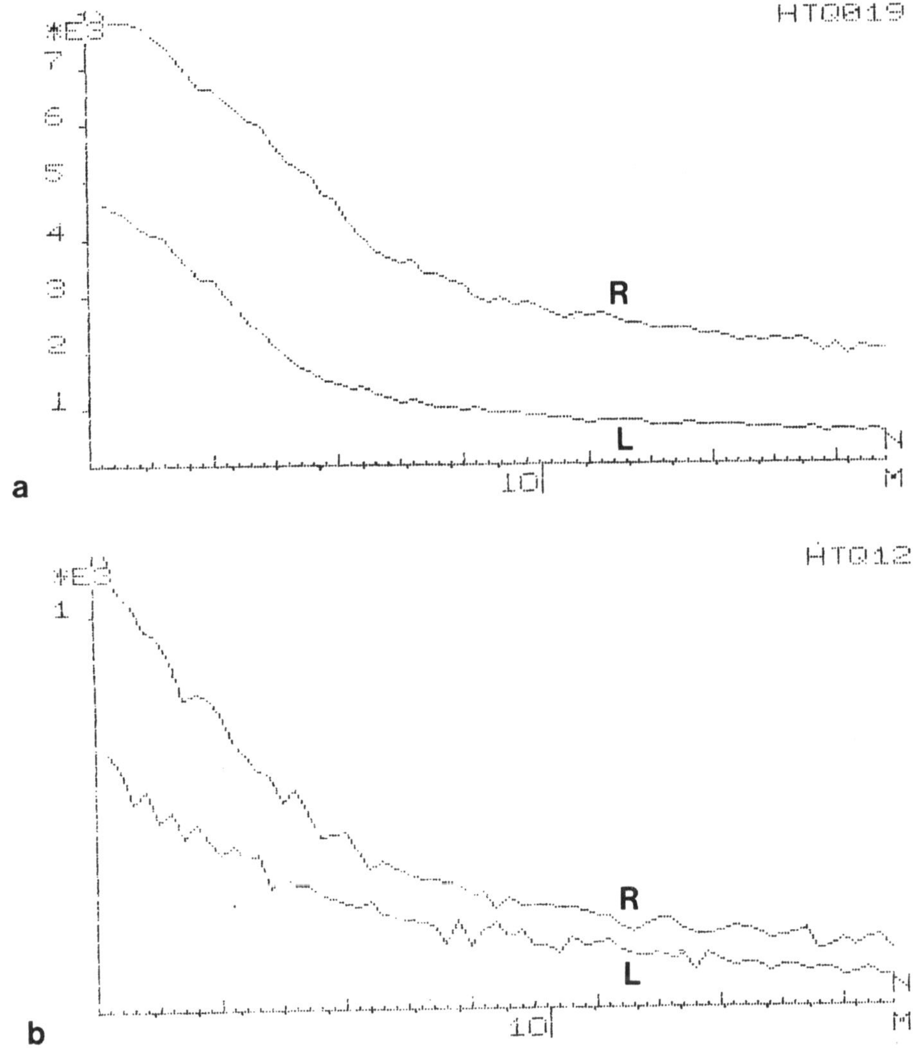

Abb. 69a, b. ^{133}Xe-Auswaschkurve über dem M. tibialis anterior nach lokaler intramuskulärer Injektion von 300 μCi ^{133}Xe-Lösung nach Kontusionstrauma, unbehandelt (a) und nach Kryotherapie (b). *R* rechter traumatisierter Hinterlauf, *L* linke Kontrollextremität. Abszisse: t (min), Ordinate: Impulse 8 s

Die Nadelmethode ist technisch einfach und leicht durchführbar. Hargens et al. [83] und Mubarak et al. [150] wiesen bereits darauf hin, daß die Injektionstechnik mit dem Fehler der Überschätzung geringer Gewebsdrucke und Unterschätzung hoher Gewebsdrucke behaftet ist.

Hargens u. Mubarak [81] betonten 1981 erneut, daß mit der Nadelinjektionstechnik durch verschiedene Untersucher stark voneinander abweichende Gewebsdrucke gemessen wurden. Diese Ergebnisse wurden in eigenen Messungen bestätigt, so daß die Nadelmeßmethode in der Diagnostik des KS verlassen wurde.

In der neueren anglo-amerikanischen Literatur werden folgende Methoden der Gewebsdruckmessung empfohlen.

Zur kontinuierlichen Infusionstechnik nach Matsen et al. [129, 135, 136] benötigt man neben einem Druckwandler mit Monitor eine Infusionspumpe. Die Dochtkathetertechnik wird klinisch von Mubarak et al. [150] und Hargens et al. [82–84] angewendet. Sie gestattet die kontinuierliche Messung auch unter Muskelkontraktion, benötigt jedoch auch einen Druckwandler mit Monitor. Die Schlitzkathetertechnik nach Rorabeck et al. [194] unterscheidet sich in der Anwendung vom Dochtkatheter nur durch das offene, lamellenartig geschlitzte Katheterende, so daß auf Dochtfäden verzichtet werden kann. Der gemessene Gewebsdruck wird mittels Druckwandler auf einem Monitor registriert.

Infusionstechnik, Docht- und Schlitzkatheter sind in bezug auf Meßgenauigkeit und Reproduzierbarkeit gleichwertig. Alle Methoden bedienen sich jedoch eines relativ aufwendigen Meßplatzes, erfordern vor der Messung einen präzisen Nullabgleich und Eichung des Meßgeräts und sind in der Anschaffung und bei dem verwendeten Einmalmaterial sehr kostenintensiv.

Es war das Ziel, eine eigene Meßtechnik zu entwickeln, die die Vorteile der Nadelinjektionstechnik nach Whitesides et al. [235] – einfache Ausrüstung, schnelle Verfügbarkeit, Preiswertigkeit – mit den Vorteilen der Docht- und Schlitzkathetertechnik – Genauigkeit, Reproduzierbarkeit, Möglichkeit zur Langzeitmessung und unter Muskelkontraktion – vereint.

Der Grund für die Verwendung verschiedener Tierspezies lag in der Entwicklung immer empfindlicherer Techniken der Traumatisierung und Gewebsdruckregistrierung.

Nachdem Versuche mit selbst hergestellten Schlitzkathetern aus weichem Kunststoffmaterial widersprüchliche Ergebnisse im grenzwertigen und pathologischen Druckbereich ergeben hatten, wurde die Perfocan-KS-Kanüle entwickelt [46]. Die mit dieser modifizierten Braunüle gemessenen Gewebsdrucke ergaben unabhängig vom Untersucher und dem Zeitintervall zwischen verschiedenen Messungen keine Differenz der Meßwerte. Wurde der Druck über ein einfaches Wassermanometer registriert, lag er im normalen und leicht erhöhten Bereich bis zu 1,5 mm Hg höher als bei Verwendung eines Druckwandlers mit zugehörigem Monitor. Der Unterschied erklärt sich durch die Tatsache, daß bei Verwendung des Wassermanometers ein geringes Flüssigkeitsvolumen in das Kompartment infundiert wird, ähnlich wie bei der Nadelinfusionstechnik nach Matsen et al. [129]. Bei normalen und gering erhöhten Gewebsdrucken ist dieser Meßfehler bei Verwendung des Wassermanometers in der klinischen Anwendung zu vernachlässigen [129, 187] und entfällt bei Gewebsdrucken, die über 30 mm Hg liegen. Da bei geringer Gewebecompliance nur noch minimale Mengen NaCl in die Muskelloge infundiert werden, erscheint der Einwand von Hargens u. Mubarak [81] nicht gerechtfertigt, daß es bei pathologisch erhöhten Gewebsdrucken zu einer Überschätzung des Gewebsdrucks komme. Da die Perfocan-KS-

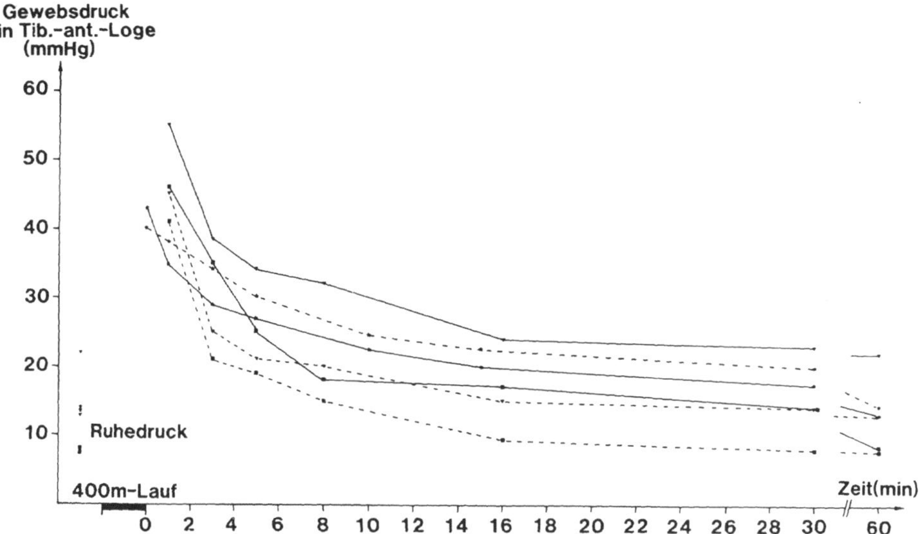

Abb. 70. Subfaszialer Gewebedruck in der Tibialis-anterior-Loge in Ruhe und unmittelbar nach einem 400-m-Lauf

Kanüle aus flexiblem, gewebefreundlichen Kunststoff besteht, sind wie bei Verwendung eines Dochtkatheters nach Mubarak et al. [150] oder Schlitzkatheters nach Rorabeck et al. [194] Druckmessungen unter Muskelkontraktion und bei Belastung zum Nachweis des funktionellen KS möglich. In Selbstversuchen wurde der Gewebsdruck unmittelbar nach Beendigung eines 400-m-Laufs, der bei liegender Perfocan-KS-Kanüle durchgeführt wurde, registriert (Abb. 70). Obwohl die Nadelinfusionstechnik nach Matsen et al. [129] die beste Methode zur Langzeitüberwachung beim drohenden KS darstellt, ist sie mit dem Nachteil behaftet, keine Gewebsdruckmessungen unter Muskelkontraktion zu gestatten. Langzeitmessungen beinhalten mit Ausnahme der Nadelinfusionstechnik nach Matsen et al. [129] bei allen bekannten Methoden das Risiko einer Verstopfung des Katheterendes durch Blutkoagel oder Muskelgewebe. Zur Verhinderung dieser Komplikation empfehlen Hargens u. Mubarak [81] das Durchspritzen des Katheters in Abständen von 6–8 h. Die von ihnen angegebene maximale Liegedauer des Dochtkatheters beträgt 24 h. Im eigenen Krankengut wurden an 5 Patienten Langzeitmessungen bis zu 3 Tagen durchgeführt, wobei sich in keinem Fall eine Verstopfung der seitlichen Perforation fand, obwohl die Kanülen zwischenzeitlich nicht gespült wurden.

Zu 2: Die Anwendung von Kälte zur Behandlung von Verbrennungen und Verbrühungen [163] bei postoperativen oder posttraumatischen Schwellungszuständen zur Verminderung von Wundschmerz und Reduzierung entzündlicher Reaktionen ist als flankierendes Behandlungsprinzip in ihrer Effektivität seit langem bekannt [9, 30, 74, 113, 115, 154, 202]. Unter Kryotherapie versteht man die lokale Eisapplikation zu Heilzwecken. Im Gegensatz dazu bezeichnet man die systemische Kälteanwendung, bei der fast immer eine Körpertemperaturherabsetzung eintritt, als Hypothermie [218]. Die lokal angewendete Kryotherapie führt zu einer Senkung des Sauerstoffverbrauchs, zur Hemmung der Enzym-

destruktion und Minderung der Lymphproduktion [196]. Nach längerer Einwirkungs-
dauer hat die Kryotherapie einen muskelspasmuslösenden und muskeltonussenkenden
Effekt. Trnavsky et al. [219] wiesen tierexperimentell nach, daß es nach Eisapplikation in
der Muskulatur nach einer anfänglich geringen Temperaturerhöhung zu einer massiven
Temperaturherabsetzung kommt. Die Befunde wurden am M. peronaeus tertius von Stieren
in einer Gewebstiefe von 3 cm erhoben. Drexel [35] beschreibt eine kälteinduzierte Vaso-
konstriktion, die nach Beendigung der Kälteexposition durch eine postischämische Mehr-
durchblutung abgelöst wird. Die kälteinduzierten vasomotorischen Reaktionen bewirken
eine Tendenz zur Rückbildung von Hämatomen, traumatischen bzw. entzündlichen Ödemen
und eine Hemmung der Produktion von Lymphe. Drexel [35] empfiehlt unter den Indikationen zur Eisbehandlung, welche in Form der Kältegelpackung von -12°C angewandt
werden, u.a. stumpfe Verletzungen wie Kontusionen, Kompressionssyndrome, postoperative Nachbehandlungen in der Traumatologie und Verbrennungen.

Die von Matsen et al. [128] veröffentlichte Studie über den Effekt der lokalen Kühlung
auf posttraumatische Schwellungszustände wurde an frakturierten und mittels Marknagel
stabilisierten Unterschenkelknochen von Kaninchen durchgeführt. Nach seinen Untersuchungen hatte die Kälteanwendung keinen Einfluß auf die posttraumatische Schwellung.
Diese Befunde stehen im Widerspruch zu der aus klinischen Studien bekannten Tatsache,
daß die Kältetherapie zu einer Minderung des posttraumatischen Ödems nach Weichteiltraumen führt [28, 30, 35, 75, 154, 196, 202]. Murabak [146] behauptet unter Berufung
auf die Publikation von Matsen et al. [128], daß die lokale Kälteanwendung keinen therapeutischen Effekt auf die Verhinderung eines KS habe.

Die eigenen Versuche dienten der Überprüfung eines in der Klinik empirisch bewährten
Behandlungsprinzips in einem experimentellen Modell, das geeignet ist, nach standardisierten Weichteiltraumen KS zu provozieren. Die Kryotherapie kam in Form der Eisapplikation von 0°C über die Dauer von 6 h zur Anwendung. Die erhobenen Befunde bestätigen
in allen 3 Traumamodellen den protektiven Effekt der Kälteanwendung. Die prophylaktische Anwendung nach Tourniquet-Trauma und Kontusionstrauma sowie die therapeutische Anwendung nach thermischem Trauma führte in allen 3 Modellen zu einer
Senkung des subfaszialen Gewebsdrucks im Vergleich zu den unbehandelten Gruppen
(s. Abb. 56). Dieser Effekt war nach Tourniquet-Trauma am ausgeprägtesten, weniger
stark nach thermischem Trauma und am geringsten nach Kontusionstrauma. Das Gewicht
der exzidierten Muskeln lag bei den behandelten Tieren ebenfalls niedriger als in der
Gruppe der unbehandelten Tiere. Als Ausdruck des unter Kryotherapie weniger ausgeprägten Ödems fand sich morphometrisch ebenfalls eine geringere Abnahme der Faserquerschnittsflächen. Das Interstitium hatte unter Kryotherapie entsprechend weniger
zugenommen als bei den unbehandelten Tieren (Abb. 71). Die NADH-Reduktase-Reaktion ergab in allen 3 Traumamodellen eine weitgehend erhaltene Enzymaktivität unter
Kryotherapie.

Die gewählte Temperatur von 0°C kaltem Eis und die lange Einwirkzeit von 6 h haben
den therapeutischen Effekt der Kryotherapie zur Verhinderung oder Reduzierung eines
KS bewiesen. In dieser Form ist sie jedoch auf die Klinik nicht übertragbar. Weniger die
Temperatur als die lange Einwirkdauer können zu Erfrierungen der Haut führen. Auf diese
Komplikation der Kryotherapie wurde in den vorliegenden Versuchsmodellen nicht geachtet. Klinisch sind allerdings Einwirkzeiten von über 2 h von 0°C kalten Kryogel-Packungen
beschrieben [28]. Diese Therapie wurde intervallmäßig 24—48 h durchgeführt. In 86% der

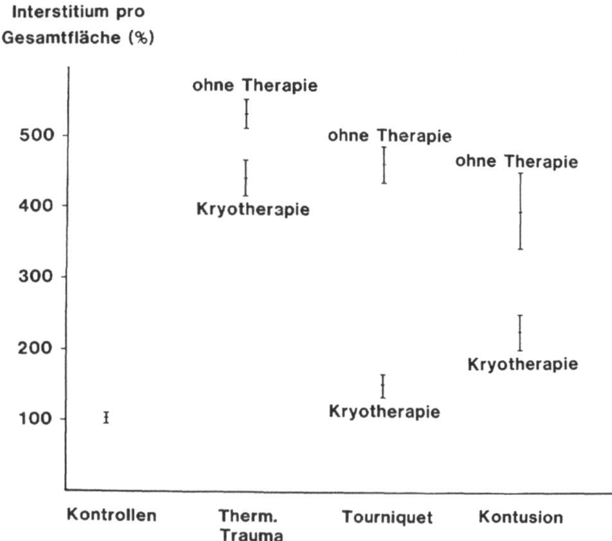

Abb. 71. Prozentualer Anteil des Interstitiums zur Gesamtfläche im Querschnitt des M. tibialis anterior der Ratte nach thermischem Trauma, Tourniquet und Kontusion, unbehandelt und nach Kryotherapie

120 von Conolly et al. [28] behandelten Fälle ist es nur zu einer minimalen posttraumatischen Schwellung unter Kryotherapie gekommen. Diese Befunde stimmen mit Berichten aus der Zahnmedizin [30] und der orthopädischen Chirurgie [202] überein. Allgemein wird jedoch gefordert, mit der Kryotherapie so früh wie möglich nach dem Trauma bzw. nach der Operation zu beginnen. Die eigenen Ergebnisse weisen darauf hin, daß die Entwicklung eines drohenden KS in ein manifestes KS durch die Kryotherapie verhindert werden kann, wenn die Kälteanwendung früh und lang genug durchgeführt wird. Es ist weiteren Untersuchungen vorbehalten, die experimentell erhobenen Befunde zu verschiedenen Zeitpunkten nach einem Trauma zu kontrollieren und auf ihre klinische Anwendbarkeit hin zu überprüfen.

12. 5 Klinische Folgerungen

1. Die subfasziale Gewebsdruckmessung ist das wichtigste Hilfsmittel in der Diagnostik des drohenden oder manifesten KS. Nichtinvasive Untersuchungstechniken wie die Durchblutungsmessung mittels ^{133}Xe oder ödemkinetische Verlaufskontrollen mittels ^{82}Br gestatten zwar Aussagen über KS-bedingte Mikrozirkulationsstörungen und Ödementwicklungen, sind jedoch für die Akutdiagnostik des KS nicht geeignet.
2. Die eigene Meßtechnik mit der Perfocan-KS-Braunüle zur subfaszialen Gewebsdruckmessung hat sich experimentell bewährt, so daß sie auch klinisch eingesetzt wurde. Die Methode ist einfach und sicher in der Anwendung, liefert reproduzierbare Werte und benötigt keinen aufwendigen Meßplatz. Das verwendete Material ist preiswert.

3. Die morphologischen und morphometrischen Untersuchungen 6 h nach Traumaende haben ergeben, daß ein KS zu einer Verminderung der Faserquerschnittsflächen bei gleichzeitiger Verbreitung des Interstitiums führt. Das sich zu diesem Zeitpunkt entwickelnde extrazelluläre Ödem ist möglicherweise leichter zu therapieren als ein intrazelluläres Ödem.

4. Die Kryotherapie hat sich in den eigenen Experimenten als effektiv zur Behandlung thermisch induzierter Ödeme erwiesen. Prophylaktisch nach Tourniquet- und Kontusionstrauma eingesetzt, führt die Kryotherapie zu einem wesentlich geringeren Druckanstieg als in den unbehandelten Fällen. Voraussetzung für den protektiven Effekt der Kälteanwendung ist ein frühzeitiger Beginn und eine ausreichend lange Einwirkdauer.

5. Soweit die experimentellen Ergebnisse auf die Klinik übertragbar sind, könnten folgende Indikationen für die Anwendung der Kryotherapie in Frage kommen:
   - gefäßchirurgische Eingriffe mit längerer Ischämie ohne vorbestehende AVK,
   - orthopädische Eingriffe an den Extremitäten in Blutsperre oder Blutleere,
   - Extremitätenverletzungen mit erheblichem Weichteiltrauma,
   - Verbrennungen.

13 Zusammenfassung

Nach Darstellung der ätiologischen Faktoren, die über eine Verminderung des Kompartmentvolumens oder Vermehrung des Kompartmentinhalts zum KS führen können, werden die pathophysiologischen Vorgänge zur Erklärung lokaler Zirkulationsstörungen diskutiert. Die arteriovenöse Gradiententheorie erlaubt eine umfassende Deutung der pathophysiologischen Mechanismen bei der Entstehung eines KS.

Im klinischen Teil werden Anatomie und Lokalisation der Kompartments sowie die Einteilung des KS beschrieben. Nach Darstellung der klinischen Diagnostik und diagnostischen Hilfsmittel werden Therapie und Folgezustände des KS beschrieben.

Die eigenen Untersuchungen stützen sich auf 177 Patienten der Unfallchirurgischen Klinik der MHH, die von 1976–1983 behandelt wurden. Von 183 KS entfielen 133 auf den Unterschenkel. In 87% der Fälle war eine Fraktur die ursächliche Verletzung. Neuromuskuläre Ausfälle nach KS des Unterschenkels waren am häufigsten auf ischämische Veränderungen des vorderen und tiefen dorsalen Unterschenkelkompartments zurückzuführen. Die besten Behandlungsergebnisse – 81% folgenlose Ausheilung – wurden erzielt, wenn die Dekompression innerhalb der ersten 6 h nach Verletzung erfolgte. Auch die Infektrate zeigte eine deutliche Abhängigkeit vom Zeitpunkt der Fasziotomie. Unter 24 konservativ behandelten Patienten konnte nur in 5 Fällen ein gutes Ergebnis erzielt werden. Die seit 1981 durchgeführte ausgedehnte Dermatofasziotomie und konsequente Entlastung benachbarter Muskellogen haben zu einer Minderung der Spätfolgeschäden nach KS beigetragen. Die Nachuntersuchungsergebnisse unterstreichen die Bedeutung einer ausreichenden Dekompression zum frühestmöglichen Zeitpunkt für die Prognose eines KS.

Die Zielsetzung der experimentellen Untersuchungen bestand zum einen in der Entwicklung eines einfachen und sicheren Meßsystems zur Registrierung des subfaszialen Gewebsdrucks und zum anderen in der Überprüfung einer konservativen Behandlungsmöglichkeit beim drohenden KS. Zu diesem Zweck wurden alle bekannten Verfahren der Druckmessung geprüft. Die einfachen Meßsysteme sind mit dem Nachteil der Ungenauigkeit behaftet. Die Docht- und Schlitzkathetertechniken liefern zwar exakte Meßwerte, sind jedoch in der Anschaffung und bei dem verwendeten Einmalmaterial sehr kostenintensiv. Außerdem erfordern sie einen aufwendigen Meßplatz mit Druckwandler und Monitor. Die in situ befindlichen Katheter können leicht durch Koagel verstopft werden.

Das eigene Meßsystem besteht aus in jeder Klinik vorhandenem Einmalmaterial, das in kurzer Zeit zu einem einfach und sicher funktionierenden System zusammengesetzt werden kann. Die bei der Perfocan-KS-Kanüle seitlich angebrachten Perforationen von 3 mm^2 stellen einen großflächigen Kontakt zum umgebenden Muskelgewebe her, so daß bei grenzwertigen und pathologischen Gewebsdrucken eine schnelle und sichere Registrierung möglich ist. Die Methode ist einfach und preiswert. Es sind sowohl Langzeitmessungen als auch

Messungen unter Muskelkontraktion möglich. Dadurch ist eine bessere Überwachung gefährdeter Patienten gewährleistet und eine konservative Therapie unter fortlaufender Druckmessung zu verantworten.

Anhand dreier Traumamodelle, die geeignet sind, ein manifestes KS zu erzeugen, wird die Kryotherapie auf ihre Effektivität in der konservativen Behandlung des drohenden KS überprüft. Nach thermischem Trauma liegt der Gewebsdruck unter Kryotherapie um 35% unter dem Gewebsdruck der unbehandelten Tiere. Nach Tourniquet-Trauma führt die Kryotherapie zu einer Reduzierung des Gewebsdrucks um 46% im Vergleich zur unbehandelten Gruppe. Nach Kontusionstrauma kommt es unter Kryotherapie zu einer Verringerung des subfaszialen Gewebsdrucks um 33% im Vergleich zu den unbehandelten Tieren. In allen 3 Traumamodellen lagen die Gewebsdrucke unter Kryotherapie unter 40 mm Hg.

Die morphometrischen und gravimetrischen Ergebnisse bestätigen den therapeutischen Effekt der Kryotherapie. Hierunter kam es beim thermischen Trauma zu einer Reduzierung des interstitiellen Ödems von 17%, beim Tourniquet-Trauma um 68% und nach Kontusion um 42% im Vergleich zur unbehandelten Extremität.

Enzymhistochemisch findet sich vor allem beim thermischen Trauma ein protektiver Effekt der frühzeitig angewandten Kryotherapie auf die oxidativen Typ-I- wie auf die glykolytischen Typ-II-Fasern.

Die Kryotherapie hat sich anhand der ermittelten Parameter vor allem nach Tourniquet-Ischämie und thermischem Trauma als das Therapieverfahren der Wahl erwiesen.

14 Anhang

Befundbogen Nachuntersuchung Kompartmentsyndrom

1. Patient: Name:
                      Geburtsdatum:
                      Geschlecht:
                      Beruf:
                      Datum/Uhrzeit Erkrankung:
                      Datum Nachuntersuchung:

2. Diagnosen:

                      Polytrauma: ja o   nein o

                      1. ....

                      2. ....

                      3. ....

                      4. ....

                      5. ....

3. Anamnese:

3.1 Allgemein:

                      Vorerkrankungen:

                      1. ....

                      2. ....

                      3. ....

                      4. ....

3.2 Speziell:

                      Unfallereignis:

Zweirad	o	PKW/LKW	o
Fußgänger	o	Arbeitsunfall	o
Sportunfall	o	häusl. Unfall	o
Sonstiges:	....		

Art der Verletzung:

a) Frakturen:

Einfachfraktur	o	Mehrfachfraktur	o
geschlossen	o	offen 1°	o
offen 2°	o	offen 3°	o
Gelenkbeteilig.	o	Trümmerfraktur	o

b) Gefäßverletzungen:

arteriell	o	venös	o
Ruptur	o	Thrombose	o

c) Weichteilverletzungen:

Kontusion	o	Quetschung	o

Sonstiges: . . . .

Lokalisation des KS:

Obere Extremität:

Schultergürtel	o	Oberarm	o
Unterarm	o	Hand	o

Sonstiges: . . . .

Untere Extremität:

Gesäß	o	Oberschenkel	o
Unterschenkel	o	Fuß	o

Sonstiges: . . . .

4. Untersuchungsbefund:

4.1 Obere Extremität:

Amputation	ja o	nein o	

a) Haut:

unauffällig	o	troph. Störung	o

Narben:

reizlos	o	entzündet	o
Ulzera	o	geschrumpft	o

b) Durchblutung:

arterielle Pulse:

seitengleich	o	eins. abgeschw.	o
fehlt eins.	o	fehlt bds.	o
venöser Status:	Stauung		o

Kapillardurchblutung:

intakt	o	gestört	o

c) neurologisch:

Reflexe: BDR:

seitengleich	o	eins. abgeschw.	o
fehlt eins.	o	fehlt bds.	o

Reflexe: RPR:

seitengleich	o	eins. abgeschw.	o
fehlt eins.	o	fehlt bds.	o

Sensibilität:

intakt   o   gestört   o

Lokalisation: . . . .
. . . .

d) Muskulatur:
   Palpation der Muskellogen:
   seitengleich   o   seitendiff.   o
   Hernien   o   gespannt   o
   narbig   o
   Zeichen der Atrophie: ja o   nein o
   Grobe Kraft:
   seitengleich   o   seitendiff.   o

e) Funktionsprüfung:
   Schultergelenke: rechts   links
   Arme seitw./körperw.   /   /   /   /
   Arme rückw./vorw.   /   /   /   /
   Arme ausw./einw. drehen   /   /   /   /
   Ellenbogengelenke:
   Streckung/Beugung: /   /   /   /
   Unterarmdrehung:
   ausw./einw.   /   /   /   /
   Handgelenke:
   handrückenw./hohlhandw.   /   /   /   /
   ellenw./speichenw.   /   /   /   /
   Armfunktion insgesamt:
   normal   o   gering eingeschr.   o
   mittelgradig eingeschränkt   o
   stark eingeschränkt   o

f) Umfangmaße in cm: rechts   links
   15 cm ob. Ellenb.   . . . .
   Ellenbogengelenk   . . . .
   10 cm unt. Ellenb.   . . . .
   Handgelenk   . . . .
   Mittelhand ohne Daumen   . . . .
   Armlänge in cm:
   Schulterhöhe-Speichenende   . . . .

4.2 Untere Extremtität:
    Amputation   ja o   nein o
    a) Haut:
       unauffällig   o   troph. Störung   o
       Narben:
       reizlos   o   entzündet   o
       Ulzera   o   geschrumpft   o

b) Durchblutung:
arterielle Pulse:

seitengleich	o	eins. abgeschw.	o
fehlt eins.	o	fehlt beids.	o

venöser Status:

Stauung	o	Varizen	o

Kapillardurchblutung:

intakt	o	gestört	o

c) neurologisch:
Reflexe: PSR:

seitengleich	o	eins. abgeschw.	o
fehlt eins.	o	fehlt bds.	o

Reflexe: ASR:

seitengleich	o	eins. abgeschw.	o
fehlt eins.	o	fehlt bds.	o

Sensibilität:

intakt	o	gestört	o

Lokalisation: . . . .
. . . .

d) Muskulatur:
Palpation der Muskellogen:

seitengleich	o	seitendiff.	o
Hernien	o	gespannt	o
narbig	o		

Zeichen der Atrophie: ja o   nein o
Grobe Kraft:

seitengleich	o	seitendiff.	o

e) Funktionsprüfung:

	rechts	links
Hüftgelenke:		
Streckung/Beugung	/ /	/ /
Abspreiz./Anführen	/ /	/ /
Drehen aus./einw.	/ /	/ /
Kniegelenke:		
Streckung/Beugung	/ /	/ /
Obere Sprunggelenke:		
Heben/Senken d. Fußes	/ /	/ /
Untere Sprunggelenke:		
Gesamtbewegung in %	. . . .	. . . .
Kleinzehen im Grundgelenk:		
Heben/Senken	/ /	/ /
Gangbild:		
frei o	hinkend	o
1 Gehstock o	2 Gehstützen	o

f) Umfang in cm: rechts   links
    20 cm oberh. inn.
    Kniegelenkspalt   . . . .
    Kniescheibenmitte   . . . .
    15 cm unterh. inn.
    Kniegelenkspalt   . . . .
    Unterschenkel,
    kleinster Umfang   . . . .
    Knöchel   . . . .
    Vorfußballen   . . . .
    Beinlänge in cm: . . . .
    Fußlänge in cm: . . . .

5. Röntgenbefund:
    Fraktur:
    verheilt   o   Pseudarthrose   o
    funktionell bedeutsame Fehlstellung   o

    . . . .
    . . . .
    . . . .

    Weichteile:
    unauffällig   o   verkalkt   o

    . . . .
    . . . .
    . . . .

    Metall:
    ganz entfernt   o   teilw. entfernt   o
    stabil   o   locker   o

6. Therapie

    konservativ   o   operativ   o

15 Danksagung

Mein besonderer Dank gilt:

Herrn Professor Dr. H. Tscherne, meinem verehrten Lehrer und Chef, für seinen souveränen Rat und seine ständige Bereitschaft, wissenschaftliche Vorhaben zu fördern und zu unterstützen.

Herrn Professor Dr. H. Hundeshagen, Direktor der Abteilung Nuklearmedizin und spezielle Biophysik der Medizinischen Hochschule Hannover für die Überlassung eines Arbeitsplatzes und Herrn Priv.-Doz. Dr. D.P. Pretschner für die großzügige Unterstützung bei der Durchführung der Versuche.

Herrn Professor Dr. P. Mehraein, Direktor des Instituts für Neuropathologie der Medizinischen Hochschule Hannover für die Arbeitserlaubnis in seinem Institut.

Herrn Dr. E. Stark, Frau E. Groth, Herrn M. Kuschnerow und Herrn P. Horst für ihre Hilfe bei der Durchführung der Tierversuche.

Herrn Dr. St. Krause für seine Hilfe bei den Nachuntersuchungen der Patienten.

Herrn H. Kriczek, Frau B. Gathmann, Fräulein R. Wilke und Fräulein Ch. Dierkes für die graphische Gestaltung und Herstellung der Tabellen.

Herrn W. Sadina für seine hervorragenden bildtechnischen Arbeiten.

Frau B. Hennig für ihre große Hilfe bei der umfangreichen Literaturbeschaffung, die Erstellung zahlreicher Manuskripte und die abschließende sorgfältige Bearbeitung.

Herrn Dr. med. H. Stöber, Leiter des Produkt-Referates Kunststoffe der B. Braun Melsungen AG, für seine Unterstützung bei der Entwicklung des Perfocan-KS-Systems.

Für die finanzielle Unterstützung danke ich der Deutschen Forschungsgemeinschaft, durch die in großzügiger Weise die experimentellen Untersuchungen ermöglicht wurden[5].

---

[5] DFG Ec 68/2−1

16 Literatur

1. Ashton H (1962) Critical closing pressure in human peripheral vascular bed. Clin Sci 22:79–87
2. Ashton H (1963) Critical closure in human limbs. Br Med Bull 19:149–154
3. Ashton H (1975) The effect of increased tissue pressure on blood flow. Clin Orthop 113:15–26
4. Bakey ME de, Simeone FA (1946) Battle injuries of the arteries in World War II. An analysis of 2.471 cases. Ann Surg 123:534–579
5. Bardenheuer B (1911) Die Entstehung und Behandlung der ischämischen Muskelkontraktur und Gangrän. Dtsch Z Chir 108:44–201
6. Benjamin A (1957) The relief of traumatic aterial spasm in threatened Volkmann's ischaemic contracture. J Bone Joint Surg (Br) 39:711–713
7. Berger A (1983) Plastisch-chirurgische Maßnahmen bei großen Weichteildefekten. Hefte Unfallheilkd 162:133–143
8. Bernays AC (1900) On ischemic paralysis and contracture of muscles. Boston Med Surg J 21:539–542
9. Beste K-W, Struppek K (1983) Venenverschlußpletlysmographische Parallelvermessung der Haut- und Muskeldurchblutung vor und nach Kryotherapie. Z Phys Med Baln Med Klin 12:331–339
10. Blandy JP, Fuller R (1957) March gangrene. J Bone Joint Surg (Br) 39:679–693
11. Blum L (1957) The clinical entity of anterior crural ischemia. Arch Surg 74:59–64
12. Bouley (1881) Zit. nach Mumenthaler M, Baasch E, Ulrich J [156]
13. Bowden RFM, Gutman E (1949) The fate of voluntary muscle after vascular injury in man. J Bone Joint Surg (Br) 31:356–368
14. Bradley E (1973) The anterior tibial compartment syndrome. Surg Gynecol Obstet 136:289–297
15. Brooks B (1922) Pathologic changes in muscle as a result of disturbances of circulation, an experimental study of Volkmann's ischemic paralysis. Arch Surg 5:188–216
16. Brotman S, Browner BC, Cox EF (1982) MAS Trousers unproperly applied causing a compartment syndrome in lower-extremity trauma. J Trauma 22:598–599
17. Brower TD, Wilde AH (1966) Femoral neuropathy in hemophilia. J Bone Joint Surg (Am) 48:487–492
18. Buck-Gramcko D (1969) Die ischämische Kontraktur der Hand. Chir Praxis 13:75
19. Buck-Gramcko D (1974) Ischämische Kontrakturen an Unterarm und Hand. Handchir Mikrochir Plast Chir 6:141–158
20. Bulloch W, Fides P (1911) In treasury of human inheritance. Eugenetics Laboratory Memories, London
21. Burton AC (1951) On the physical equilibrium of small blood vessels. Am J Physiol 164:319–329
22. Bywaters EGL, Beall D (1941) Crush injuries with impairment of renal function. Br Med J (Clin Res) 1:427–434
23. Bywaters EGL, McMichael J (1953) Crush syndrome. In: Cope Z (ed) History of the Second World War: surgery. H.M. Stationery Office, London, pp 673–686

24. Carter AB, Richards RL, Zachary RB (1949) The anterior tibial syndrome. Lancet II: 928–34
25. Clark Le Gros WE (1946) An experimental study of the regeneration of mammalian striped muscle. J Anat 80:24–40
26. Clark Le Gros WE, Blomfield LB (1945) The efficiency of intramuscular anastomoses with observations on the regeneration of devascularised muscle. J Anat 79:15
27. Clayton JM, Hayes AC, Barnes RW (1977) Tissue pressure and perfusion in the compartment syndrome. J Surg Res 22:333–339
28. Conolly WB, Paltos N, Tooth RM (1972) Cold therapy — an improved method. Med J Aust 2:424–425
29. Coupland GAE (1972) Anterior tibial syndrome following restoration of arterial flow. Aust NZ J Surg 41:338–341
30. Courage GR, Hübsch RF (1971) Cold therapy revisited. JADA 83:1070
31. Dahlback LO (1970) Effects of temporary tourniquest ischemia on striated muscle fibers and motor end-plates. Scand J Plast Reconstr Surg 7:7–91
32. Dahn L, Lassen N, Westling H (1967) Blood flow in human muscles during external pressure or venous stasis. Clin Sci 32:467–473
33. Debrunner HU (1982) Orthopädisches Diagnostikum, 4. Aufl. Thieme, Stuttgart
34. Denuce (1909) Zit. nach Bardenheuer B [5]
35. Drexel H (1978) Kryo- und Thermotherapie in der orthopädischen Behandlung. Orthop Z 7:266–273
36. Eaton RG, Green WT (1972) Epimysiotomie and fasciotomy in the treatment of Volkmann's ischemic contracture. Orthop Clin North Am 3:175–185
37. Eaton RG, Green WT (1975) Volkmann's ischemia. A volar compartment syndrome of the forearm. Clin Orthop 113:58–64
38. Eaton RG, Green WT, Stark HA (1965) Volkmann's ischemic contracture in children. J Bone Joint Surg (Am) 47:1289
39. Echtermeyer V (1979) Pathophysiologie und Diagnostik des Kompartment-Syndromes. Tagungsbericht des 21. Unfallseminars der Unfallchirurgischen Klinik der Medizinischen Hochschule Hannover vom 23.06.1979
40. Echtermeyer V, Oestern H-J (1983) Kompartment-Syndrom: Ätiologie, Pathophysiologie, Lokalisation, Diagnostik, Therapie. Hefte Unfallheilkd 162:75–96
41. Echtermeyer V, Godt P, Muhr G (1980) Das posttraumatische Muskelkompressionssyndrom: Pathophysiologie und Technik der Dekompression. Hefte Unfallheilkd 148:492–497
42. Echtermeyer V, Brennesen W, Pretschner DP, Kolbow H (1981) Eine neue Methode zur Diagnostik des Kompartment-Syndromes. Chir Forum Exp Klin Forsch (Suppl) 121–125
43. Echtermeyer V, Muhr G, Oestern H-J, Tscherne H (1982) Chirurgische Behandlung des Kompartment-Syndromes. Unfalheilkunde 85:144–152
44. Echtermeyer V, Pretschner DP, Haacker F (1983) Untersuchungen zur Durchblutung und Ödemkinetik nach thermischem Trauma, Tourniquet und direkter Kontusion der Extremitätenmuskulatur. Hefte Unfallheilkd 165:103–105
45. Echtermeyer V, Tscherne H, Oestern H-J, Zypen E van der (1984) Compartment syndrome: Etiology, pathophysiology, anatomy, localization, diagnosis and treatment. In: Tscherne H, Gotzen L (eds) Fractures with soft tissue injuries. Springer, Berlin Heidelberg New York Tokyo
46. Echtermeyer V, Horst P, Tscherne H (1984) Eine einfache Methode zur Gewebsdruckmessung beim Verdacht auf Kompartment-Syndrom. Chir Praxis
47. Echtermeyer V, Pretschner DP, Haacker F, Stark E (1984) Untersuchungen zur Durchblutung, Ödemkinetik und muskulären Degeneration nach thermischem Trauma und Tourniquet. Jahrestagung der Deutschen Gesellschaft für Unfallheilkunde
48. Edington H (1903) Volkmann's contracture. Glas Med J 59:417–425
49. Eiken O, Nabseth DC, Mayer RF, Deterling RA (1964) Limb replantation. Arch Surg 88:70–75

50. Ellis H (1958) Disabilities after tibial shaft fractures with special reference to Volkmann's ischaemic contracture. J Bone Joint Surg (Br) 40:190–197
51. Ernst CB, Kaufer H (1972) Fibulectomy – Fasciotomy. J Trauma 11:365–380
52. Feagin JA, White AA (1973) Volkmann's ischaemia treated by transfibular fasciotomy. Milit Med 138:497–499
53. Feigl EO (1974) Physics of the cardiovascular system. In: Ruch TC, Patton ED (eds) Physiology and Biophysics. Circulation, respiration and fluid balance, vol. 2. Saunders, Philadelphia
54. Feldberg MAM, Koehler PR, Waes PFGM van (1983) Psoas compartment disease studied by computed tomography. Radiology 148:505–512
55. Finochietto R (1920) Volkmann's contracture of the intrinsic muscles of the hand. Bol Trab Soc Chir (Buenos Aires) 4:31
56. Fisher TR (1968) Iliacus haematoma and nerve palsy. Br Med J 4:391
57. Foisie PS (1942) Volkmann's ischemic contracture: an analysis of its approximate mechanism. N Engl J Med 226:671–679
58. Freedman BJ (1953) Dr. Edward Wilson of the Antarctic; a biographical sketch, followed by an injury into the nature of his last illness. Proc R Soc Med 47:7–13
59. Freedman BJ, Knowles CHR (1959) Anterior tibial syndrome due to arterial embolism and thrombosis. Br Med J 29:270–275
60. Fuhrmann FA, Crismon JM (1951) Early changes in distribution of sodium potassium and water in rabbit muscles following release of tourniquets. Am J Physiol 166: 424–432
61. Gardner RC (1970) Impending Volkmann's contracture following minor trauma to the palm of the hand. A theory of pathogenesis. Clin Orthop 72:261–264
62. Garfin SR (1981) Anatomy of the extremity compartments. In: Mubarak SJ, Hargens AR (eds) Compartment syndromes and Volkmann's contracture. Saunders, Philadelphia (Series Saunders Monographs in Clinical Orthopaedics, vol III, pp 17–46)
63. Garfin SR, Tipton CM, Mubarak SJ, Woo SL-Y, Hargens AR, Akeson WH (19881) Role of fascia in maintenance of muscle tension and pressure. J Appl Physiol 51: 317–320
64. Gertzenbein SD, Evans DC (1972) Femoral nerve neuropathy complicating iliopsoas haemorrhage in patients without haemophilia. J Bone Joint Surg (Br) 54:149–151
65. Getzen LC, Carr JE (1967) Etiology of anterior tibial compartment syndrome. Surg Gynecol Obstet 125:347
66. Gitlitz GF (1965) The anterior tibial compartment syndrome. A complication of a femoropopliteal bypass procedure. Vasc Dis 2:122–130
67. Golden GT, Fisher JC, Edgerton MT (1973) "Wringer arm" reevaluated: a surgery of current surgical management of upper extremity compression injuries. Ann Surg 177: 362–369
68. Goodfellow J, Fearn BDA, Mathews JM (1967) Iliacus haematoma: a common complication of haemophilia. J Bone Joint Surg (Br) 49:748–756
69. Gordon BS, Newman W (1973) Lower nephron syndrome following prolonged knee-chest position. J Bone Joint Surg (Am) 35:764–768
70. Grant GH (1974) Editorial: The "intact" hand after crush and burn. J Am Med Assoc 227:1305
71. Green JP (1972) Proximal avulsion of the iliacus with paralysis of the femoral nerve. J Bone Joint Surg (Br) 54:154–156
72. Griffiths D (1940) Volkmann's ischaemic contracture. Br J Surg 28:239–260
73. Griffiths DL (1948) The management of acute circulatory failure of an injured limb. J Bone Joint Surg (Br) 30:280–298
74. Gucker T (1965) The use of heat and cold in orthopedics. In: Licht S (ed) Therapeutic heat and cold, 2nd edn. New Haven
75. Günther R, Jantsch H (1982) Physikalische Medizin. Kryotherapie. Springer, Berlin Heidelberg New York, S 242–247

76. Gurlt E (1964) Die Geschichte der Chirurgie und ihrer Ausübung, 3 Bände. Ohms, Hildesheim

77. Guyton AC, Granger HJ, Taylor AE (1971) Interstitial fluid pressure. Physiol Rev 51: 527–563

78. Halpern AA, Nagel DA (1977) Bilateral compartment syndrome associated with androgen therapy. Clin Orthop 128:243–246

79. Halpern AA, Nagel DA (1979) Compartment syndromes of the forearm: early recognition using tissue pressure measurements. J Hand Surg 4:258–263

80. Halpern AA, Mochizuki R, Long O (1978) Compartment syndrome of the forearm following radial artery puncture in a patient treated with anticoagulants. J Bone Joint Surg (Am) 60:1136–1137

81. Hargens AR, Mubarak SJ (1981) Mubarak SJ (1981) Laboratory diagnosis of acute compartment syndromes. In: Mubarak SJ, Hergius AR (eds) Compartment syndromes and Volkmann's contracture. Saunders, Philadelphia (Series Saunders Monographs in Clinical Orthopaedics, vol III, pp 106–122)

82. Hargens AR, Mubarak SJ, Owen CA, Garetto LP, Akeson WH (1977) Intersitital fluid pressure in muscle and compartment syndromes in man. Microvasc Res 14:1–10

83. Hargens AR, Akeson WH, Mubarak SJ, Owen CA, Garetto LP (1977) Tissue fluid states in compartment syndromes. Bibl Anat 15:108–111

84. Hargens AR, Romine JS, Sipe JC, Evans KL, Mubarak SJ, Akeson WH (1979) Peripheral nerve-conduction block by high muscle-compartment pressure. J Bone Joint Surg (Am) 61:192–200

85. Hargens AR, Schmidt DA, Evans KL, Gonsalves MR, Garfin SR, Mubarak SJ, Hagan PL, Akeson WH (1981) Quantitation of skeletal-muscle necrosis in a model compartment syndrome. J Bone Joint surg (Am) 63:631–636

86. Harman JW, Gwinn RP (1948) The recovery of skeletal muscle fibers from acute ischemia as determined by histologic and chemical methods. Am J Pathol 25:741–755

87. Harrison R, Jackson PE (1956) Anterior tibial syndrome after acute arterial occlusion, treated by decompression. Br Med J 1:403–404

88. Heim U, Grete W (1972) Das Tibialis-anterior-Syndrom nach Osteosynthese am Unterschenkel. Helv Chir Acta 39:667–677

89. Heppenstall RB (1980) Fracture treatment and healing. Saunders, Philadelphia London Toronto

90. Hildebrand O (1906) Die Lehre von den ischämischen Muskellähmungen und Kontrakturen. Samml Klin Vorträge 437:559–584

91. Holmes W, Highet WV, Seddon HJ (1944) Ischaemic nerve lesions occuring in Volkmann's contracture. Br J Surg 32:259–275

92. Horn CE (1945) Acute ischaemia of the anterior tibial muscle and the long extensor muscles of the toes. J Bone Joint Surg (Am) 27:615–622

93. Horn JS, Sevitt S (1951) Ischemic necrosis and regeneration of the tibialis anterior muscle after rupture of the popliteal artery. J Bone Joint Surg (Br) 33:348–359

94. Howse AJG, Seddon H (1966) Ischaemic contracture of muscle associated with carbon monoxide and barbiturate poisoning. Br Med J (Clin Res) 1:192–195

95. Jackson JP, Waugh W (1974) The technique and complication of upper tibial osteotomy: a review of 226 operations. J Bone Joint Surg (Br) 56:236–245

96. Jepson PN (1926) Ischemic contracture – experimental study. Ann Surg 84:785–795

97. Johnson BE (1981) Anterior tibial compartment syndrome following use of MAST suit. Ann Emerg Med 10:209–210

98. Karlström G, Lönnerhold T, Olerud S (1975) Cavus deformity of the foot after fracture of the tibial shaft. J Bone Joint Surg (Am) 57:893–900

99. Keays AC (1981) Fibulectomy – Fasciotomy. J Bone Joint Surg (Br) 63:478–479

100. Kelly GL, Eisemann B (1975) Civilian vascular injuries. J Trauma 15:507–514

101. Kelly RP, Whitesides TE jr. (1967) Transfibular route for fasciotomy of the leg. J Bone Joint Surg (Am) 49:1022

102. Kikuchi S, Hasue M, Watanabe M (1978) Ischemic contracture in the lower limb. Clin Orthop 134:185–192
103. Kjellmer I (1964) An indirect method for estimating tissue with special reference to tissue pressure in muscle during exercise. Acta Physiol Scand 62:31–40
104. Klammer A (1983) Faszienlogensyndrom der Iliakus-Psoas-Loge. Z Orthop 3:298–304
105. Kober E, Ender HG (1980) Compartment-Druckmessung in der Unfallchirurgie. Hefte Unfallheilkd 148:508–509
106. Landerer A (1884) Die Gewebsspannung in ihrem Einfluß auf die örtliche Blut- und Lymphbewegung. Vogel, Leipzig
107. Lanz J von, Wachsmuth WV (1972) Praktische Anatomie Bein und Statik. Springer, Berlin Heidelberg New York
108. Lanz U (1979) Ischämische Muskelnekrosen. Hefte Unfallheilkd 139:1–72
109. Lanz U (1982) Folgezustände des Kompartment-Syndroms an der unteren Extremität. Unfallheilkunde 85:159–162
110. Larrey DJ (1812) Memories de Chirurgie Militaire et Campagnes 3, 13. Smith and Buisson, Paris, 1812. Zit. nach Howse AJG, Seddon H [94]
111. Lassen NA, Lindbjerg J, Munck O (1964) Measurement of blood from through skeletal muscle by intra-muscular injection of Xenon[133]. Lancet I:686–689
112. Leach RE, Hammond G, Stryker WS (1967) Anterior tibial compartment-syndrome. J Bone Joint Surg (Am) 49:451–461
113. Lehmann JF, Warren CG, Scham SM (1974) Therapeutic heat and cold. Clin Orthop 99:207
114. Leser E (1884) Untersuchungen über ischämische Muskellähmungen und Kontrakturen. Samml Klin Vorträge 249:2089–2114
115. Lewis T (1939) Swelling of the human limbs in response to immersion in cold water. Clin Sci 4:349
116. Lipscomb LR (1956) The etiology and prevention of Volkmann's ischemic contracture. Surg Gynecol Obstet 103:353–361
117. Littler JW (1977) Principles of reconstructive surgery of the hand, 2nd edn. Saunders, Philadelphia (Reconstructive Plastic Surgery, vol 6, pp 3103–3153)
118. Luce EA, Futrell JW, Wilgis EFS, Hoppes JE (1976) Compression neuropathy following brachial arterial puncture in anticoagulated patients. J Trauma 16:717–721
119. Lundborg G (1970) Ischemic nerve injury. Experimental studies on intraneural microvascular pathophysiology and nerve function in a limb subjected to temporary circulatory arrest. Scand J Plast Reconstr Surg 6:3–113
120. Lytton B, Blandy JP (1960) Anterior tibial syndrome after embolectomy. J Surg 48:346–348
121. Manson IW (1964) Post partum eclampsia complicated by the anterior tibial syndrome. Br Med J 2:1117–1118
122. Maor R, Levy M, Lotem M, Fried A (1972) Iatrogenic Volkmann's ischemica: a result of pressure-transfusion. Int Surg 57:415–416
123. Mathiesen B, Reumert T (1981) Blue jeans syndromet. Ugeskr Laeger 143:1333
124. Matsen FA (1975) Compartmental syndrome: a unified concept. Clin Orthop 113:8–14
125. Matsen FA (1980) Compartmental syndromes. Grune & Stratton, New York London Toronto Sydney San Francisco
126. Matsen FA, Clawson DK (1975) The deep posterior compartmental syndrome of the leg. J Bone Joint Surg (Am) 57:34–39
127. Matsen FA, Staheli LT (1975) Neurovascular complications following tibial osteotomy in children. A case report. Clin Orthop 1110:210–214
128. Matsen FA, Questad K, Matsen AL (1975) The effect of local cooling on postfracture swelling. Clin Orthop 109:201–206
129. Matsen FA, Mayo KA, Sheridan GW, Krugmire RB jr. (1976) Monitoring of intramuscular pressure. Surgery 79:702–709

130. Matsen FA, Mayo KA, Krugmire RB jr., Sheridan GW, Kraft GH (1977) A model compartment syndrome in man with particular reference to the quantification of nerve function. J Bone Joint Surg (Am) 59:648–653
131. Matsen FA, Krugmire RB, King RV (1979) Increased tissue pressure and its effect on muscle oxygenation in level and elevated human limbs. Clin Orthop 144:311–320
132. Matsen FA, King RV, Krugmire RB, Mowery CA, Roche T (1979) Physiological effects of increased tissue pressure. Int Orthop 3:237–244
133. Matsen FA, Wyss CR, Krugmire RB, Simmons CW, King RV (1980) The effects of limb elevation and dependency on local arteriovenous gradient in normal human limbs with particular reference to limb with increased tissue pressure. Clin Orthop 150:187–195
134. Matsen FA, Wyss CR, King RV, Simmons CW (1980) Effect of acute hemorrhage on transcutaneous, subcutaneous, intramuscular and arterial oxygen tensions. Pediatrics 65:881–883
135. Matsen FA, Winquist RA, Krugmire RB (1980) Diagnosis and management of compartmental syndromes. J Bone Joint Surg (Am) 62:286–291
136. Matsen FA, Wyss CR, King RV (1981) The continuous infusion technique in the assessment of clinical compartment syndromes. In: Hargens AR (ed) Tissue fluid pressure and composition. Williams & Wilkins, Baltimore, pp 255–259
137. Mau H (1982) Kompartment-Syndrome der unteren Extremitäten. Z Orthop 120: 202–206
138. Maull KJ, Capchart JE, Cardea JA (1981) Limb loss following military anti-shock-trousers (MAST) application. J Trauma 21:60–62
139. McMaster PJ (1946) The pressure and interstitial resistance prevailing in the normal and oedematous skin of animals and man. J Exp Med 94:473
140. McQuillan WM, Nolan B (1968) Ischaemia complicating injury. A report of 37 cases. J Bone Joint Surg (Br) 50:482–492
141. Menne HJ (1976) Zur Frage exogen und endogen bedingter Veränderungen der Aktivitäten einiger Enzyme des Glucosestoffwechsels in den Ganglienzellen des Nucleos supraopticus hypothalami bei der erwachsenen Ratte. Inaug Dissertation Med Fakultät, Münster
142. Meyer HG (1971) Das Tibialis-anterior-Syndrom und seine Verkennung als entzündliche Unterschenkeldermatose. Dtsch Med Wochenschr 96:1367
143. Meyerding HW (1930) Volkmann's ischemic contracture. JAMA 94:394–400
144. Moncrief JA (1969) Burn. In: Schwarzt SJ (ed) Principles of surgery. McGraw-Hill, New York
145. Mubarak SJ (1981) Etiologies of compartment syndromes. In: Mobarak SJ, Hargens AR (eds) Compartment Syndromes and Volkmann's contracture. Sauders, Philadelphia (Sauders Monographs in Clinical Orthopedics, vol III, pp 71–97)
146. Mubarak SJ (1981) Lower extremity compartment syndromes: treatment. In: Mubarak SJ, Hargens AR (eds) Compartment syndromes and Volkmann's contracture. Saunders, Philadelphia (Saunders Monographs in Clinical Orthopaedics, vol III, pp 147–165)
147. Mubarak SJ, Carroll NC (1979) Volkmann's contracture in children: etiology and prevention. J Bone Joint Surg (Br) 61:285–293
148. Mubarak SJ, Hargens AR (1981) Compartment syndromes and Volkmann's contracture. Saunders, Philadelphia (Saunders Monographs in Clinical Orthopaedics, vol III, pp 1–232)
149. Mubarak SJ, Owen CA (1977) Double-incision fasciotomy of the leg for decompression in compartment syndromes. J Bone Joint Surg (Am) 59:184–187
150. Mubarak SJ, Hargens AR, Owen CA, Garetto LP, Akeson WH (1976) The wick catheter technique for measurement of intramuscular pressure: a new research and clinical tool. J Bone Joint Surg (Am) 58:1016–1020

151. Mubarak SJ, Owen CA, Garfin SR, Hargens AR (1978a) Acute exertional superficial posterior compartment syndrome. Am J Sports Med 6:287–290
152. Mubarak SJ, Owen CA, Hargens AR, Garetto LP, Akeson WH (1978b) Acute compartment syndromes: diagnosis and treatment with the aid of the wick catheter. J Bone Joint Surg (Am) 60:1091–1095
153. Mubarak SJ, Gould RN, Fonlee Y, Schmidt DA, Hargens AR (1982) The medial tibial stress syndrome: a cause of skin splints. Am J Sports Med 10:201–205
154. Mucha C, Zysno EA (1983) Klinische Verlaufsuntersuchungen zur Effizienz einer funktionellen Kombinationstherapie mit Eis nach Mobilisation posttraumatischer Gelenkkontrakturen in Narkose. Z Phys Med Baln Med Klin 12:174–198
155. Müller-Vahl H (1984) Das Compartment-Syndrom. In: Hopf HCh, Poeck K, Schliack H (Hrsg) Neurologie in Praxis und Klinik, Bd III. Thieme, Stuttgart New York
156. Mumenthaler M, Baasch E, Ulrich J (1960) Das Tibialis-anterior-Syndrom. Fußheberparese. Schweiz Arch Neurol Neurochir Psychiatr 86:137
157. Murphy JB (1914) Myositis. JAMA 63:1249–1255
158. Nachlas MM, Walkner DG, Seligman AM (1958) Histochemical method for the demonstration of DPN-diaphorose. J Biophys Biochem Cytol 4:29
159. Neviasier RJ, Adams JP, May GI (1976) Complications of arterial puncture in anticoagulated patients. J Bone Joint Surg (Am) 58:218–220
160. Newmeyer WL, Kilgore AS jr. (1976) Volkmann's ischemic contracture due to soft tissue injury alone. J Hand Surg 1:221–227
161. Nicholas GG, Miller SH (1978) The anterior tibial compartment syndrome: tissue gas tension measurement. J Surg Res 24:334–338
162. Nicoll EA (1964) Fractures of the tibial shaft. A survey of 705 cases. J Bone Joint Surg (Br) 46:373–387
163. Ofeigsson OJ (1961) First-aid treatment of scalds and burns by water cooling. Postgrad Med 30:330–338
164. Owen CA, Mubrak SJ, Hargens AR, Rutherford L, Garetto LP, Akeson WH (1979) Intramuscular pressure with limb compression. Classification of the pathogenesis of the drug-induced compartment syndrome/crush syndrome. N Engl J Med 300:1169–1172
165. Owen R, Tsimboukis B (1967) Ischaemia complicating closed tibial and fibular shaft fractures. J Bone Joint Surg (Br) 49:268–275
166. Padykula HA, Herman E (1955) The specifity of the histochemical method for adenosintriphosphatase. J Histochem Cytochem 3:170–195
167. Parkes AR (1945) Traumatic ischaemia of peripheral nerves with some observations on Volkmann's ischemic contracture. Br J Surg 32:403–414
168. Patman RD (1975) Compartmental syndromes in peripheral vascular surgery. Clin Orthop 113:103–110
169. Patman RD, Thompson JE (1970) Fasciotomy in peripheral vascular surgery. Arch Surg 101:663–672
170. Paton DF (1968) The pathogenesis of anterior tibial syndrome. J Bone Joint Surg (Br) 50:383–385
171. Permutt S, Riley RL (1963) Haemodynamics of collapsible vessels with tone: the vascular waterfall. J Appl Physiol 18:924–932
172. Pernkopf E (1980) Atlas der topographischen und angewandten Anatomie des Menschen: Brust, Bauch und Extremitäten. Urban & Schwarzenberg, München Wien Baltimore
173. Petersen F (1888) Über ischämische Muskellähmungen. Arch Klin Chir 37:675–677
174. Pretschner DP (1981) Ein neues System zur Erfassung und Auswertung von Kernstrahlungsfeldern bei nuklearmedizinischen Untersuchungen (Engymetrie). Med Inform Stat 27:74–95
175. Pretschner DP (1982) Engymetry and personal computing in nuclear medicine. Med Inform Nucl Med 9:133

176. Pruitt BA jr., Dowling JA, Moncrief JA (1968) Escharotomy in early burn care. Arch Surg 96:502–507
177. Puhl W, Biehl G, Kölbel R, Hofer H (1982) Ergebnis einer multizentrischen Orgotein-Prüfung bei Gonarthrose. Pheuma, 2. Jahrg 12–16
178. Puranen J., Alavaikko A (1981) Intracompartmental pressure increase on exertion in patients with chronic compartment syndrome in the leg. J Bone Joint Surg (Am) 63:1304–1309
179. Rabenseifner L (1981) Spätzustände nach blandem Tibialis-anterior-Syndrom. Chirurg 52:182–186
180. Radtke HW, Frei U, Schlöndorf D, Röttger P, Kock KM (1979) Nicht traumatische Rhabdomyolysie und akute Niereninsuffizienz. Ver Dtsch Ges Inn Med 85:955–958
181. Ramadier JO (1981) Syndrome ischemique post-traumatique des loges de la jambe. Intern Orthop (SICOT) 5:91–101
182. Razzuk MA, Linton RR, Darling RC (1967) Femoral neuropathy secondary to ruptured abdominal aortic aneurysm with false aneurysms. JAMA 201:139–142
183. Reill P (1982) Die operative Behandlung von Spätzuständen der ischämischen Kontraktur an der oberen Extremität. Hefte Unfallheilkd 158:715–719
184. Reneman RS (1968) The anterior and lateral compartment syndrome of the leg. Mouton, The Hague Paris
185. Reneman RS (1975) The anterior and the lateral compartmental syndromes of the leg due to intensive use of muscles. Clin Orthop 113:69–80
186. Reneman RS, Slaaf DW, Lindblom L, Tangelder GJ, Arsforske E (1980) Muscle blood flow disturbances produced by simultaneously elevated venous and total muscle tissue pressure. Microvasc Res 20:307–318
187. Reschauer R (1980) Das Kompartment-Syndrom. Enke, Stuttgart
188. Reschauer R, Rehak PH, Germann RH, Schiechl H (1980) Experimentelle Grundlagen des Compartment-Syndromes. Hefte Unfallheilkd 148:497–499
189. Reszel PA, Janes JM, Spittel JA (1963) Ischemic necrosis of the peroneal musculature, a lateral compartment syndrome: report of a case. Proc Staff Med Mayo Clin 38:130–137
190. Rich NM, Manion WC, Hughes CW (1969) Surgical and pathological evaluation of vascular injuries in Vietnam. J Trauma 9:279–291
191. Rorabeck CH (1984) The treatment of compartment syndromes of the leg. J Bone Joint Surg (Br) 66:93–97
192. Rorabeck CH, Clarke KM (1978) The pathophysiology of the anterior tibial compartment syndrome: an experimental investigation. J Trauma 18:299–304
193. Rorabeck CH, McNab I (1975) The pathophysiology of the anterior tibial compartmental syndromes. Clin Orthop 113:52–57
194. Rorabeck CH, Castle GSP, Hardie R, Logan J (1980) A slit catheter: a new device for measuring intracompartment pressure. Can Orthop Res Soc, 14th Ann Meeting, Calcary, Canada, June 1980: 12. Surg Forum 31:513–515
195. Rowlands RP (1910) Volkmann's contracture. Guy's Hosp Gaz 24:87
196. Rube R, Gebauer C (1980) Kryotherapie – eine Alternative zur rein medikamentösen Behandlung bandscheibenoperierter Patienten. Z Phys Med 180:106–109
197. Rueff FL (1977) Beengende Verbände. Aus der Gutachterpraxis. MMW 119:57–62
198. Ryder HW, Molle WE, Ferris EB jr. (1944) The influence of the collapsibility of veins on venous pressure, including a new procedure for measuring tissue pressure. J Clin Invest 23:333–341
199. Rydholm U, Brun A, Ekelund L, Rydholm A (1983) Chronic compartmental syndrome in the tensor fasciae latae muscle. Clin Orthop 177:169–171
200. Sanderson RA, Foley RK, McIvor GWD, Kirkaldy-Willis WH (1975) Histological response on skeletal muscle to ischemia. Clin Orthop 113:27–35
201. Scaglietto O (1957) Sindromi cliniche immediate a tardive de lesion vasculari nelle fratture degli arti. Riforma Med 71:749

202. Schaubel HJ (1946) The local use of ice after orthopedic procedures. Am J Surg 72: 711–714
203. Schöffmann W, German RH, Reschauer R, Rehak PH (1980) Technik der Gewebsdruckmessung. Hefte Unfallheilkd 148:502–504
204. Scott WH, Jacobs B, Lockshin MD (1977) Posterior compartment syndrome resulting from dissecting popliteal cyst. Clin Orthop 122:189–192
205. Scully RE, Shannon JM, Dickersin GR (1961) Factors involved in recovery from experimental skeletal muscle ischemia produced in dogs. I. Histological and biochemical pattern of ischemic muscle. Am J Pathol 39:721–733
206. Seddon HJ (1956) Volkmann's contracture. Treatment by excision of the infarct. J Bone Joint Surg (Br) 39:152–174
207. Seddon HJ (1964) Volkmann's ischaemia. Br Med J 1:1587–1592
208. Seddon HJ (1966) Volkmann's ischaemia in the lower limb. J Bone Joint Surg (Br) 48:627–636
209. Sheridan GW, Matsen FA (1976) Fasciotomy in the treatment of the acute compartment syndrome. J Bone Joint Surg (Am) 58:112–115
210. Sheridan GW, Matsen FA, Krugmire RB (1977) Further investigation on the pathophysiology of the compartmental syndrome. Clin Orthop 123:266–270
211. Shrock RD (1969) Peroneal nerve palsy following osteotomies for tibial torsion. Clin Orthop 62:172–177
212. Sirbu AB, Murphy MJ, White AS (1944) Soft tissue complications of fractures of the leg. Calif West Med 60:53–56
213. Steel HH, Sandrow RE, Sullivan PD (1971) Complications of tibial osteotomy in children for genu varum or valgum. J Bone Joint Surg (Am) 53:1629–1635
214. Stone HH, Cantwell DV, Fulenwider JT (1976) Wringer arm injuries. J Pediatr Surg 11:375–379
215. Szyszkowitz R, Reschauer R (1982) Ätiologie, Pathophysiologie und anatomische Lokalisation des Kompartment-Syndroms. Langenbecks Arch Chir 358:215–219
216. Thomas JJ (1909) Nerve involvement in the ischaemic paralysis and contracture of Volkmann. Ann Surg 49:330–370
217. Tilney NL, McLamb JR (1967) Leg trauma with posterior tibial artery tear. J Trauma 7:807–810
218. Trnavsky G (1980) Physiologische Wirkungsweise der Kryotherapie. Dtsch Badebetr H 11:810–812
219. Trnavsky G, Kern H, Fessl L (1980) Verhalten der Muskeltemperatur unter Kryotherapie. Z Phys Med 9:215–219
220. Tscherne H (1982) Kompartment-Syndrom. Editorial. Unfallheilkunde 85:125
221. Tscherne H (1982) Kompartment-Syndrom nach Wirbelfrakturen. Persönliche Mitteilung. Zit. bei: Zsyszkowitz R, Reschauer R. Unfallheilkd 85:132
222. Tscherne H (1982) Kompartment-Syndrom – Einführung. Langenbecks Arch Chir 358:213–214
223. Tscherne H (1983) Management offener Frakturen. Hefte Unfallheilkd 162:10–32
224. Tscherne H, Echtermeyer V, Oestern HJ (1984) Pathophysiologie des Kompartment-Syndroms. Helv Arch Chir 30:125–133
225. Vandendriessche G, Vanhecke J, Vanherck G (1982) The anterior tibial compartmental syndrome. Elektromyogr Clin Neurophysiol 22:433–444
226. Vogt PR (1943) Ischemic muscular necrosis following marching. Oregon State Med Soc (zit. nach Horn CE [92])
227. Volkmann R von (1869) Krankheiten der Bewegungsorgane. In: Pitha-Billroth (Hrsg) Handbuch der Chirurgie. 2:845–920
228. Volkmann R von (1875) Über einige seltenere Arten von Muskelkontrakturen. Breitkopf & Hartel, Leipzig (Beiträge zur Chirurgie, S 218–223)
229. Volkmann R von (1881) Die ischämischen Muskellähmungen und Kontrakturen. Zentralbl Chir 51:51

230. Vracko R, Benditt EP (1972) Basal lamina: the scaffold for orderly cell replacement. Observations on regeneration of injured skeletal muscle fibers and capillaries. J Cell Biol 55:406–419
231. Wall JJ (1979) Compartment syndrome as a complication of the Hauser procedure. J Bone Joint Surg (Am) 61:185–191
232. Watson DC (1955) Anterior tibial syndrome following arterial embolism. Br Med J 1:1412–1414
233. Weitz EM, Carson G (1969) The anterior tibial compartment syndrome in a twenty month old infant. Bull Hosp J Dis Orthop Inst 30:16–20
234. Whitesides TE jr., Hirada H, Morimoto K (1971) The response of skeletal muscle to temporary ischemia: an experimental study. J Bone Joint Surg (Am) 53:1027–1028
235. Whitesides TE jr., Haney TC, Hirada H, Holmes HE, Morimoto K (1975) A simple method for tissue pressure determination. Arch Surg 110:1311–1313
236. Whitesides TE jr., Hirada H, Morimoto K (1977) Compartment syndromes and the role of fasciotomy, its parameters and techniques. Am Acad Orthop Surg Instruct Course Lect 26:179–194
237. Wiggins HE (1975) The anterior tibial compartmental syndrome. Clin Orthop 113: 90–94
238. Williams TM, Knopp R, Ellyson JH (1982) Compartment syndrome after anti-shock trousers use without lower extremity trauma. J Trauma 22:595–597
239. Wissing H, Schmit-Neuerburg KP (1982) Diagnose und Differentialdiagnose des Kompartment-Syndroms. Unfallheilkunde 85:133–143
240. Wolfort FG, Mogelvang LC, Filtzer HS (1973) Anterior tibial compartment syndrome following muscle hernia repair. Arch Surg 106:97–99
241. Wright S (1965) Applied physiology. Oxford University Press, London New York Toronto
242. Zweifach SS, Hargens AR, Evans KL, Gonsalves MR, Smith RK, Mubarak SJ, Akeson WH (1980) Skeletal muscle necrosis in pressurized compartments associated with hemorraghic hypotension. J Trauma 20:941–947
243. Zypen E van der (1984) Das Kompartment-Syndrom. Eine anatomische Studie. Kongreßbeitrag. Jahresversammlung Schweiz. Ges Chir, 16.–18.06.1983, Lugano. Helv Chir Acta

Sachverzeichnis

Hefte zur

Unfallheilkunde

Beihefte zur Zeitschrift „Unfallheilkunde/Traumatology" Herausgeber: J. Rehn, L. Schweiberer

Hefte zur

Unfallheilkunde

Beihefte zur Zeitschrift „Unfallheilkunde/Traumatology" Herausgeber: J. Rehn, L. Schweiberer

160. Heft:

Verletzungen des Schultergürtels

15. Reisensburger Workshop zu Ehren von
M. Allgöwer
18. bis 20. Februar 1982
Herausgeber: C. Burri, A. Rüter
Unter Mitarbeit zahlreicher Fachwissenschaftler
1982. 194 Abbildungen. XV, 284 Seiten
Broschiert DM 169,-. ISBN 3-540-11767-9

161. Heft:

Die Verriegelungsnagelung

3. Internationales Verriegelungsnagel-Symposium
2. und 3. April 1982, Frankfurt/Main
Herausgeber: J. Mockwitz, H. Contzen
1983. 107 Abbildungen. XII, 190 Seiten
Broschiert DM 78,-. ISBN 3-540-12009-2

162. Heft:

Fraktur und Weichteilschaden

28. Hannoversches Unfallseminar
7. November 1981
Herausgeber: H. Tscherne, L. Gotzen
Unter Mitarbeit zahlreicher Fachwissenschaftler
1983. 104 Abbildungen. IX, 160 Seiten
Broschiert DM 78,-. ISBN 3-540-12095-5

163. Heft:

**4. Deutsch-Österreichisch-Schweizerische
Unfalltagung in Lausanne**

8. bis 11. Juni 1983
47. Jahrestagung der Deutschen Gesellschaft für
Unfallheilkunde e. V.
19. Jahrestagung der Österreichischen Gesellschaft
für Unfallchirurgie
69. Jahrestagung der Schweizerischen Gesellschaft
für Unfallmedizin und Berufskrankheiten
Kongreßbericht zusammengestellt von U. Heim,
J. Poigenfürst, C. Burri
1984. 111 Abbildungen. XXVI, 401 Seiten
Broschiert DM 136,-. ISBN 3-540-12603-1

164. Heft:

**46. Jahrestagung der Deutschen
Gesellschaft für Unfallheilkunde e. V.**

28. November bis 1. Dezember 1982, Berlin
Kongreßbericht im Auftrage des Vorstandes
zusammengestellt von A. Pannike
1984. 293 Abbildungen. XXXIV, 777 Seiten
Broschiert DM 198,-. ISBN 3-540-12604-X

165. Heft:

**Experimentelle Traumatologie
Neue klinische Erfahrungen**

Forumband der 4. Deutsch-Österreichisch-
Schweizerischen Unfalltagung in Lausanne,
8. bis 11. Juni 1983
Herausgeber: C. Burri, U. Heim, J. Poigenfürst
1983. 74 Abbildungen. XVII, 307 Seiten
Broschiert DM 88,-. ISBN 3-540-12460-8

166. Heft: L. v. Laer

Skelett-Traumata im Wachstumsalter

1984. 49 Abbildungen. VIII, 84 Seiten.
Broschiert DM 42,-. ISBN 3-540-12605-8

167. Heft:

Bandverletzungen des Kniegelenkes

17. Jahrestagung der Österreichischen Gesellschaft
für Unfallchirurgie
1. bis 3. Oktober 1981, Salzburg
Kongreßbericht im Auftrage des Vorstandes zusammengestellt von H. Frick
1984. 201 Abbildungen. XXI, 480 Seiten
Broschiert DM 128,-. ISBN 3-540-12606-6

168. Heft: B. Landsleitner

Klinische Replantationschirurgie

Tierexperimentelle Untersuchungen über mikro-
vaskuläre Interponate
1985. Etwa 66 Abbildungen, etwa 21 Tabellen.
Etwa 160 Seiten
Broschiert DM 68,-. ISBN 3-540-13220-1

170. Heft:

**Posttraumatische Schäden
des Schultergürtels**

17. Reisensburger Workshop zu Ehren von
M. E. Müller und J. Rehn, 3. bis 5. März 1983
Herausgeber: C. Burri, A. Rüter
1984. 86 Abbildungen. XV, 236 Seiten
Broschiert DM 98,-. ISBN 3-540-12970-7

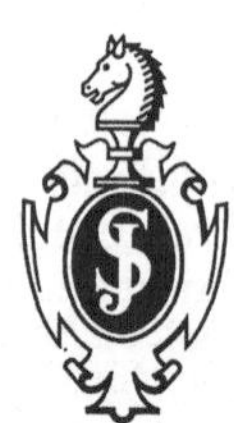

Springer-Verlag
Berlin Heidelberg
New York Tokyo